手相と漢方

幾嶋泰郎
IKUSHIMA YASURO

幻冬舎 MC

手相と漢方

はじめに

手相と漢方――占いに使われる手相と、病気を治療する漢方がどうつながるのか、疑問に思う人は多いと思います。

両者の関係性を理解してもらうためにはまず、漢方とは何かを整理する必要があります。漢方の基本的な考えは「病気ではなく人間を診る」というもので、病気にかかった体の一部分だけにスポットを当てるのではなく、体全体はもちろん、心の状態を含めて総合的に診るという特徴があります。

そして、人間を総合的に診るために多くの漢方医は、「気・血・水」「証」「五行」といった物差しを使いますが、これらに手相を加えることで、患者の精神状態を分析することができ、患者にあわせた適切な治療が可能になるのです。

手相というと占いのイメージをもつ人も多いと思いますが、本来、手相は人体のつくりからその人の性質を読み取る、いわば外見から中身を判断する「観相学」という学問の一種です。手のひらは人の性格とともに身体や精神の状態を映し出す鏡であり、手相を正確に読み解くことでその人自身と病気や症状との関係を明らかにして、解決の糸口を見つけることができるのです。

私は父が開業していた診療所を承継して以来、急性、慢性を問わずさまざまな疾患を抱える患者を診察してきました。手相による分析は、もともと患者の驚く顔見たさに雑談のつもりで始めたものでしたが、漢方治療に活かせることが分かり、本格的に勉強し治療に取り入れるようになりました。例えば、腰痛に悩まされてきた人の手相を診たところ、その原因が不安であることが判明し、適切な漢方薬を処方することによって腰痛が解消したなどというケースは枚挙にいとまがありません。

そこで本書では、手相による精神分析を取り入れた独自の漢方治療を解説します。西洋医学だけでは解決できず、原因不明の疾患や症状を抱え、もう治らないと諦めている人や、ドクターショッピングを繰り返している人にとって、新たな選択肢となれば幸いです。

目次

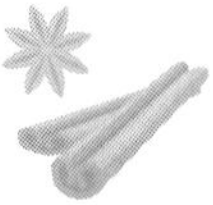

第1章 西洋医学と東洋医学に優劣はない 体系の異なるふたつが相互に補い合っている

第2章

ひとくちに漢方治療といってもさまざまなものがある 病気だけでなく「人間を診る」漢方治療とは

第3章 疾患の原因は手相に表れる「手相×漢方」で根本的な治癒を目指す

第4章

手相は心身の状態を映し出す鏡 手相をチェックして真の健康を手に入れる

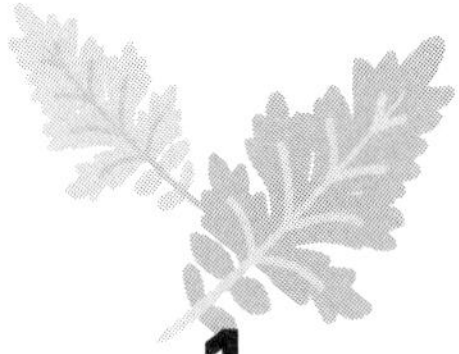

第1章

西洋医学と東洋医学に優劣はない 体系の異なるふたつが 相互に補い合っている

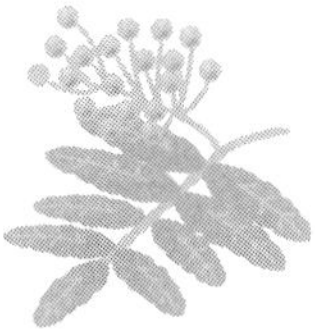

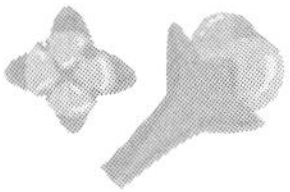

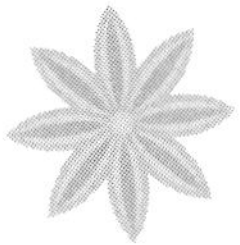

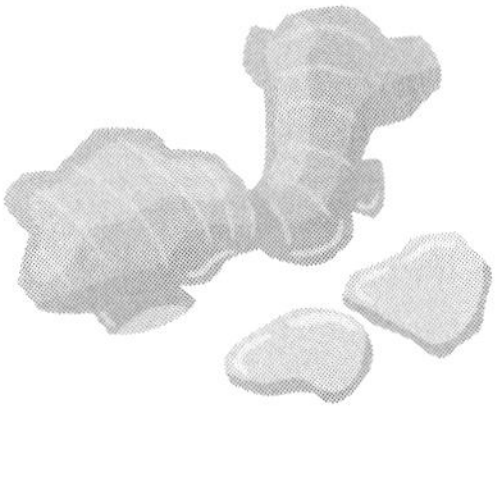

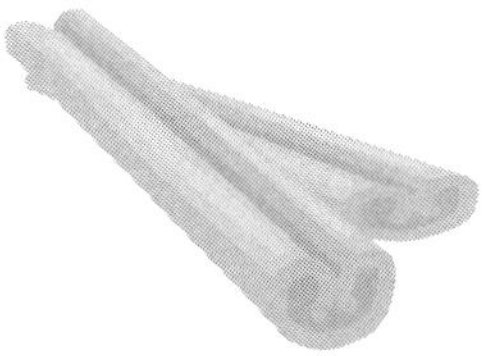

西洋医学と東洋医学では「心と身体」のとらえ方が異なる

医学には、大きく分けると「西洋医学」と「東洋医学」の２つがあります。

現在、日本を含む先進各国の標準治療は西洋医学がベースになっていますが、「患者の病気を治癒する」という目的は西洋医学も東洋医学も違いありません。

２つの医学は何が違うのかというと、病気に対するアプローチが大きく異なります。西洋医学は「病理学的所見を裏付ける検査と分析に基づく医学」であり、症状や病気に着目します。

一方、東洋医学は「２０００年以上に及ぶ歴史において臨床を積み重ねるなかで生まれてきた仮想病理概念の医学」で、身体全体、つまり人そのものに着目する医学、という違いがあります。私が行っている「手相と漢方」の治療は東洋医学的な知見に基づいているわけですが、詳しく説明していくためにも、まずは西洋医学と東洋医学の違いについて説いていく必要があります。

西洋医学では、「心と身体は別もの」ととらえます。確かに心はとらえどころがありませんし、特定の臓器があるわけではありません。心の状態を数値化することもできないため、検査や分析を重んじる西洋医学では、心と体を切り離して考えるのは当然といえるかもしれません。

しかし東洋医学では、「心と身体」のとらえ方は大きく異なります。東洋医学で重視する概念のひとつに、「心身一如」というものがあります。もともとは仏教用語のひとつで、心と体は表裏一体の関係であるという考え方です。中国から日本へ伝わり、日本人の間で広く浸透していきました。

中国に起源をもつ東洋医学の「心の不調はそのまま身体の異常として現れ、心を治療すれば両方が治っていく」という考えに沿った概念で、「心身一如」の概念は東洋医学で非常に重要な役割を果たしています。

この点において、西洋医学と東洋医学の考え方は大きく異なるのです。

東洋医学の根幹をなす「心身一如」という考え

東洋医学は「心身一如」、つまり精神面に負荷がかかると体調も悪くなると考えられています。

例えば、驚くことを「たまげる」と言います。「たましいが消える」というのが語源といわれています。驚くという心理状態は放心状態になったり、ひどい不安状態になったりすることと対応しています。そのため身体に出ている症状を「なんとかしてほしい」と言って患者が受診してきたとしても、身体症状だけと考えず、心の問題にも目を向けてアプローチし、そこから病気の本態を見極めて治療します。

経験がある人も多いと思いますが、例えば「明日はテストだ。嫌だな」と憂鬱に感じていると、翌朝不意に発熱することがあります。あるいは、「大勢の前でスピーチしなければならない。緊張する」と感じていると、突然、下痢や腹痛を催すこともあります。これは、ストレスを感じた心が体に異常な信号を送っていることが原因であり、これらの症状は心からのＳＯＳととらえることができるのです。

場合によっては家庭、学校、職場、地域など、患者を取り巻く生活環境も変えていきながら症状の改善を促していきます。なぜ、そこまで視野を広くして治療に臨むのかというと、まったく関係ないと思われる要素（例えば、職場の人間関係や生活環境など）が症状を招いていることもあるからです。これは「療養」といった形で現代の医療にも用いられることはありますが、根本は東洋医学的な考え方なのです。

一方、西洋医学には心療内科というものがありますが、身体が心に与える影響と心が身体に与える影響を別々に扱います。もし、「うつっぽい」「不安がある」など心の問題が見られれば、医師に「すぐに心療内科を受診してください」と言われてしまいます。

なぜ、西洋医学では心身一如という考えがないのかというと、西洋諸国の思想として、「心と体は別のもの」という考えが根底にあるからです。

17世紀、フランスの哲学者であるデカルトは、「心身二元論」を提唱しました。「心と体は切り分けて考察すべきである」という理論です。

デカルトは近代哲学の祖とされており、彼の説は哲学のみならず医学や文学など多くの領域で影響を与え、それらの根底となる概念として尊重されてきました。

そのため西洋医学では、伝統的に「心と体は別のもの」「心の問題は、心療内科や精神科で対処すべきだ」という考えが現在でも主流なのです。

確かに医学の領域では、「心は心」「体は体」と分けて考えたほうが、物事を非常にシンプルにとらえることができ、効率的に症状の原因を見つけて速やかに治療できます。極端な話ですが、心の問題はすべて精神科に丸投げしたほうが、医師も体の治療に専念することができます。

しかし、それでは治らない患者もいます。「心だけ」「体だけ」を診ていたのでは相互の関わりを見落とすことになり、症状の根源にまでたどり着けず、結局のところ対症療法でさえできないこともあるからです。

そのような場合に、心と体をひとつのものとして診る「心身一如」の考えが役立つのです。

現代医療は西洋医学が中心で、漢方や東洋医学を学べる場は少ない

「心身一如」という考えにおいて西洋医学とは考え方が大きく異なる東洋医学ですが、少

なくとも現在の日本において、標準治療ではない東洋医学や漢方を学べる場は少なく、また精通した医学者も少ないというのが現状です。日本東洋医学サミット会議のホームページによると、２０２１年時点での漢方専門医の数は約２０００人であり、これは全医師数の０・７％にすぎません。

現在、大学の医学部では西洋医学の知識や技術を学びます。日本でもかつては漢方医学は医師なら誰でも行うことができましたが、１８８３（明治16）年に公布された医師免許規則では、国で養成する医師の教育から漢方が削られました。その後１００年以上、医学部では漢方の授業がなく、主に西洋医学を教えていたのですが、２００１年、文部科学省が主催する「医学・歯学教育の在り方に関する調査研究協力者会議」が「医学教育モデル・コア・カリキュラム教育内容ガイドライン」を提示して、状況が変わりました。

この中で医師に求められる基本的診療知識として「和漢薬が概説できる」が加えられたのです。自然志向や西洋医学以外の知識も必要ではないかという考えなどを背景に和漢薬、すなわち漢方薬が見直されたのだと思います。

その後大学のカリキュラムは大きく改編され、すべての医学部で和漢薬を中心とした漢方医学教育が行われるようになりました。しかし、日本の医学教育は現代医学を実践する医師を養成することが目的です。つまり漢方薬を学ぶことは復活しましたが、それは漢方薬を使う東洋医学の医師を養成することではないため、あまり多くの時間を漢方医学教育のために使うことはしていません。

漢方内科、和漢診療科などを設置する大学病院も増えてきましたが、漢方の専門医でない限り現役の開業医の多くは東洋医学について漢方薬の知識を学ぶうえで得たぐらいの「基礎レベル（標準的漢方治療）しか知らない」という状況です。それに、患者に対して漢方薬を処方することはあるといっても、「風邪には葛根湯」くらいの、とおり一遍の処方でしかないことがほとんどです。

東洋医学の見地によって対応できる患者もいる

病院で検査を繰り返しても原因が見つからず、医者から「どこにも悪いところはありません」「精神科を受診してください」などと言われ、たらい回しにされてしまう人は少なくありません。これは、西洋医学的な知見での診療だけを受けているために起こる問題だといえます。
例えば「身体表現性障害（身体症状症）」といわれる疾患があります。これはめまいや頭痛、腹痛、しびれなどの不定愁訴で、なんらかの症状が体に現れているにもかかわらず、内科や外科、整形外科、脳外科、神経内科などを受診して検査を受けても「異常なし」と言われる病気です。身体症状に見合う医学的所見が取れないので、仮病ではないかと疑われてしまうこともあります。

しかし検査の結果が「異常なし」でも、結果患者の体にはさまざまな症状が現れています。立てない、歩けない、目が見えない、手足が麻痺する、だるい、クラクラとめまいがするなど、症状は人によって千差万別ですが、多くの患者に共通しているのは「検査を受けても異常が見つからない」ということです。

めまいがあって、耳鼻科を受診すれば「メニエール病」と言われ、その薬で治らないので今度は脳外科に行ってみると「脳梗塞」と言われ、それでも治らないので婦人科を受診すると「更年期障害」と診断され、さらに内科を受診すると「自律神経失調症」と言われることもあります。

明らかに体に不調を抱えているのに、症状を訴えても医師に理解してもらえない――それはとてもつらいことです。

しかし、これは西洋医学的な医院で対処ができないということであって、東洋医学的な知見のある医院でなら対処ができる可能性があります。

実際に私の医院にも、大学病院や専門の病院で治らなかった人が来て、時間をかけて問診を行い心身の状態を理解しようとする東洋医学の治療を受けると、帰る際には安堵《あんど》した表情で「本当に良かった」と言ってくれることが多くあります。別の病院では、原因が分からないために「気のせいじゃないですか」という医師の一言で片付けられてしまった患者も多かったのだろうと思います。

ただ東洋医学でも、漢方薬を西洋医学の薬と同じような使い方をしてしまうと同様の結果になります。一般的な西洋医学のように、不定愁訴の多い患者に対し、「頭痛がするなら頭痛薬」「腹痛がするなら胃腸薬」などと処方するだけでは、一旦症状は治ったとしても、根本的な解決には至りません。

いつから、なぜ、そのような症状が現れているのか？

どのようにしたら、その症状を改善できるのか？　または何をすると悪化するのか？
その根源まで考えをめぐらせなければ根治することはできず、その人は〝原因不明〟の症状に長く悩まされることになるのです。東洋医学では心身一如の概念を大切にし、精神面も十分に考慮して、根本的な問題を解決するための治療法を探っていくのです。

ただし間違ってはいけないのは、西洋医学と東洋医学では病気に対するアプローチの方法が違うというだけであり、どちらが優れているか、どちらが劣っているかという問題ではないということです。

抗生物質の発見はその後の平均寿命を30年以上も延ばしました。また、未知の感染症に対する新しいワクチンの開発や人工臓器、臓器移植など現代医療は目を見張るような発展をしています。このように西洋医学的な知見に基づいた医学により、世界中の多くの命が救われていることは疑いようがありません。

しかし、西洋医学をベースにしたガイドラインやマニュアル的な標準治療で治らないときには、東洋医学に活路を見いだすのもひとつの手立てとなります。言ってみれば、この

2つは疾患や症状に対するアプローチの方法が異なるだけであり、「西洋医学を試してみてうまくいかない場合には、東洋医学を試してみる」「東洋医学では時間がかかりすぎる場合には、西洋医学に頼ってみる」というように、両者をうまく使いこなすのが、真の医療であると考えます。

どれだけ西洋医学で治療しても治らないと悩む患者にとって、東洋医学という手段は一筋の光になり得るのです。

第2章

ひとくちに漢方治療といっても
さまざまなものがある
病気だけでなく「人間を診る」漢方治療とは

日本人の４人に３人が漢方薬を飲んだことがある

東洋医学には鍼や灸、按摩、マッサージ、指圧などさまざまな治療法がありますが、そのなかで日本人に最も広く親しまれ、利用しやすいもののひとつが漢方薬です。最近ではドラッグストアやコンビニエンスストアでも漢方薬が販売されていますし、以前、医薬品などを販売するクラシエ薬品が全国の20～60代の男女５６０人を対象に「漢方薬」に関する意識調査を実施したところ、漢方薬を「飲んだことがある」と答えた人は75％にも上りました。

しかもそのうち、漢方薬を服用したきっかけは「医師から処方された」という人が35％と最多であり、その次が「自分で調べて服用した」という回答で、30％という結果だったのです。この調査結果により、漢方薬に対して一般の人の関心が非常に高いことがうかがえます。

ここでは、漢方薬独自の基本的な考え方について、概要を解説します。

こうした知識を持って漢方薬を服用するのと、「ただ医師に処方されたから」という理由で服用するのとでは、体感できる効果も変わってくるかもしれません。

また、自分の体を深く理解するきっかけにもなります。

数千年の歴史が育んできた漢方薬の知恵には、現代人が学ぶべきものがたくさんあります。ぜひそうしたエッセンスを感じてほしいと思います。

潜在意識による習慣が病気を引き起こす

漢方医は、漢方独特の診察法である四診（望聞問切）をとおして西洋医学的診察では得られなかった患者の潜在意識を探ります。ある一定の身体所見は患者の感情と結びついていることがあり、その病気の原因が潜在意識である可能性があるからです。

脳科学では、人間の意識は90％以上の「潜在意識」と、10％以下の「顕在意識」によって構成されると考えられています。つまり、人間の行動のほとんどが無意識に行われており、「よし、やるぞ」と意図的に決意して行っているのは、わずか10％以下にすぎないということです。

例えば目覚めて歯を磨くときの順番が毎日一定なのも、映画館でバケツ一杯のポップコーンをいつの間にか食べきってしまうのも、すべて無意識に行う、自覚のない行動です。そのように、人間の習慣をつくるのは潜在意識であり、無意識に悪い生活習慣に偏ってしまい病気がつくられるのは、決して珍しいことではありません。

原因が潜在意識なので、悪習慣ほど治しづらいものはありません。例えば、「毎晩、お酒を飲むのをやめたい」と思っている人たちは、大抵こんなことを言います。

「お酒をやめたいけれど、どうしても会社帰りにコンビニに寄って、お酒とおつまみを買ってしまうのです」

この場合、飲みたい気分になるのはなぜか、何と引き換えに酒を飲んでいるのかを自分自身に問わない限り酒はやめられません。ただおいしいから飲んでいるわけではなく、酒を飲まなければやっていられない現実が目の前にあるはずです。忘れたい現実やつらい過去を引きずりながら、「これぐらい我慢しろよ、弱音を吐くな」と言われ続け、一人で戦おうとして誰にも理解されないで苦しんでいるのです。

アルコール依存症の人は、正当な言い訳を作っては、「これは飲んだことにならない」と言って飲酒しています。酒の匂いをプンプンさせながら「私は一滴も飲んでいない」と言い張ります。潜在意識が酒を飲んだことすら忘れさせてしまうのです。

このように自分自身の感情に埋没して沈んでいく人を助けるのは簡単ではありません。

それでも私は医師として、ズタズタになった精神を、どうしようもない過去や現実にとらわれているたましいを、漢方薬を使いながら解放し、破れては繕いを繰り返し、未来へ向けて一緒に歩き出さなければなりません。

そのためには、目に見えている症状だけに固執するのではなく、「いったいなぜ、その症状が起きているのか?」「その症状を引き起こしている原因はどこにあるのか?」を考え、それをさせている潜在意識の存在に気づくことが重要です。

しかし意識できない意識こそが潜在意識なので、それを一人で突き止めるのはかなり難しいことになります。ミスは誰でも起こしてしまいます。オートメーションの機械でも一定の不良品が出るくらいですから、まして人間であれば間違うのは当たり前です。一度にできなくても、それに気づいて自分の中で泣きじゃくっているもう一人の小さな自分に気づいてやってほしいのです。そして、そここそがあなたの潜在意識がある場所なのです。

西洋医学の精神科や心療内科の領域でも、カウンセリングという手法を使うことによって、患者の心理状態を明らかにし、問題の根源を探り当てるプロセスが重視されていますが、東洋医学でも同様に、患者との対話が大切にされています。東洋医学が誕生した当時は、現在のような検査技術が存在していませんでしたから、医師は患者と対話したり、症状をじっくりと観察したりすることでしか診断と治療ができませんでした。

しかし現在でも東洋医学においては、問診に長い時間をかけるだけでなく、脈を調べたり、声の張りや大きさに注意したり、舌や爪の色を調べたり、体臭をかいだり、お腹を触ったり……、ありとあらゆる手段を使っています。現代の検査技術に頼るのではなく、患者から「言葉にすることができない、病気の真の原因」を探ることに熱意を傾けているのです。

漢方医は診察を通して患者の潜在意識を探ります。患者の潜在意識が原因の病気や症状は、身体上に漢方的所見として現れます。それらは「証《しょう》」と呼ばれてきました。それは、西洋医学では気づかないものであったり、無視してきたりしたものかもしれません。漢方医であれば、それらを有用な所見や道しるべだと考えて対処します。

漢方医が、自分自身の潜在意識による偏りや誤診を避けるため、「証に従え」という口《こう》訣《けつ》が伝わっています。患者の訴えや症状から、肝気が高ぶっていると感じても、四診で腎が弱っているという所見が出たなら、「肝を抑える薬」ではなく、自分がとった所見を信じて、「腎を強くする薬」を与える、といったことです。このように、漢方医は患者の身体を通して患者の潜在意識と対話しているのです。

同病異治と異病同治

病気の原因となっている潜在意識は、当然ながら一人ひとりが異なります。潜在意識だけでなく、その人が生まれもった体質や体格、これまでの病歴、食事の嗜好、ライフスタイルなども違いますから、たとえ診断名は同じであったとしても、治療法が異なるのはよくあることです。

例えば夜眠れない理由にしても、遠足前日の小学生のようにうれしくて眠れなかったり、夫婦げんかをして怒って眠れなかったり、肉親が病気で亡くなり悲しくて眠れなかったりとさまざまです。同じ「眠れない」という症状でも、うれしくて眠れない人と、悲しくて眠れないという人を同じ薬で治療はできません。

同じ病気でも原因によって異なる治療法を使い分けることを、東洋医学では「同病《どうびょう》異《い》治《ち》」といいます。

反対に東洋医学では、異なる病気に対して同じ治療を行うこともあります。これを「異《い》病同治《びょうどうち》」といいます。

「当帰芍薬散《とうきしゃくやくさん》」という漢方薬があります。「婦人科三大漢方」といわれることもある有名な漢方薬で、女性に用いられることが多いのですが、効果は非常に多岐にわたります。生理不順や不妊に悩む女性にも使われますし、更年期障害で体がほてっているという女性にも使われます。さらに、冷え症による足のむくみ、頭痛、めまい、肩こりなど、さまざまな症状に対して効果があります。

なぜかというと、当帰芍薬散には「体内の『血』を補い、『水』を巡らせる」という働きがあるからです。そのため、生理不順や不妊、更年期障害、冷え症など、症状は異なっても、原因が「血行不良」や「水分代謝の低下」であるなら、当帰芍薬散が有効ということになるのです。

また、ある人にとって効果的だった漢方薬が同じ症状に悩む別の人にも有効かというと、必ずしもそうとはいえません。この患者にはどの薬が効くのかという診断は、患者ごとの体質や体格、既往歴、生活習慣などによって決定されるべきであり、西洋医学のように「眠れなければ睡眠薬」と処方のルールに沿って決められているわけでもありません。

東洋医学の基本は、オーダーメイドです。一人ひとりに合わせて処方や治療法を講じるため、医師の見立てが確かであれば、何人もの西洋医学の医師に診てもらっても治らなかったという人でも、治癒が期待できるのです。

東洋医学は「仮想病理概念」に基づく

東洋医学が分かりにくいと言われる所以《ゆえん》は、その理論が「仮想病理概念」だからです。要するに古代中国の人々が考えたイメージに基づいたエビデンスという形態では証明できない想像上の病態と、西洋医学的に解釈される病理所見との間に存在するギャップに、漢方初心者はいつも悩まされることになるのです。

気血水や五臓、六病位など実体としてはとらえがたいし、注意深く見なければ、血液検査でそれをとらえることは難しいと思います。しかし西洋医学的な病理所見にまで至らず、またはその初期段階で機能性の異常にとどまっている病態であれば、「イメージに基づいた仮説」は疾患を治療するうえで非常に有用であると私は考えます。

ある病気が発症し、病理的変化に進行する前に機能性の異常が先行出現すると考えたとき、その機能性異常を「仮想病理概念」として早期に治療の対象にすることで、病理的変化にまで至らないうちに治癒に持ち込むことができれば、それこそが東洋医学がいう「未病を治す」ことになるのではないかと思います。

「仮想である」ことを承知のうえで、その原因を推測するのは意味がないことではないと思います。漢方の理論はエビデンスがないと言われればそれまでですが、エビデンスが明白になるほどの病理学的変化が現れる前に、その病態をイメージして治すということを漢方医はやっているのです。この想像力こそが病気と闘う漢方医の武器となるのです。

漢方の基礎①「気血水」

漢方では身体を構成する「気血水」という3つの要素を想定し、「気血水」と呼んでいます。それらは流れていることで機能していますが、同時にそれらの過不足や停滞が身体の様々な不調を起こしていると考えられています。

同様の考え方は世界各地に存在し、古代ヨーロッパで「血液、粘液、黄胆汁、黒胆汁」の4種類を人間の基本体液とする体液病理説は、その調和によって身体と精神の健康が保たれ、バランスが崩れると病気になるとする考え方で古代インドからギリシャに伝わったともいわれています。


次のページの図は「気血水」の病態を示したもので、左から右へ流れていると考えたとき、何らかの原因によって流れが障害されている場合、その上流域では停滞や時には逆流が生じます。しかし、その下流域では不足が生じます。

停滞に相当するのが気滞、水滞、瘀血《おけつ》、逆流に相当するのは気逆、不足に相当するのは気虚、津液《しんえき》不足（津虚）、血虚と考えられます。つまり停滞による過剰や不足は、常にペアで考えるべきではないかと思います。実際に気虚と気滞は同時に存在することがほとんどであるし、重要臓器がどちら側にあるのか、または症状はどちらを示しているのかによって治療法を選択すればいいと考えます。場合によっては同時に治療しなければならない場面も多いように感じています。

「気血水」の病態イメージ

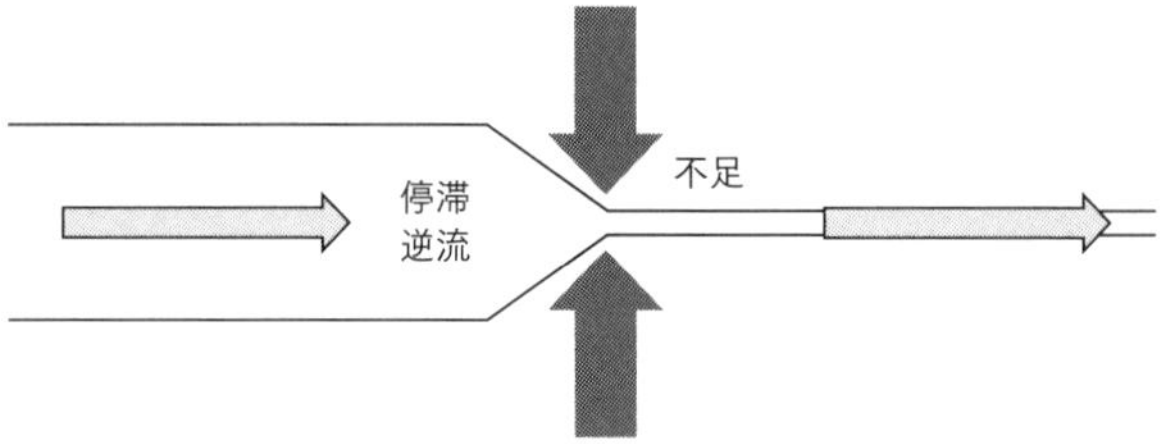

気の異常

気の異常は主に、気虚《ききょ》と気滞《きたい》です。気逆《きぎゃく》は気滞がもっと進行した状態と考えることができます。気は身体を流れるエネルギーと考えられ、通常、西洋医学では身体的エネルギーと精神的エネルギーは区別して扱われますが、東洋医学ではこれらは区別されずに扱われます。

例えば、日中に肉体労働をしてクタクタに疲れているとき、読書をしたり会議に参加したりする気にはなれません。１００％の肉体エネルギーを全部使ったときに、精神エネルギーが１００％残っているということはまずありません。それより、１００％のエネルギーのうち肉体労働に80％使えば、残った20％のエネルギーで精神労働をすることになると考えたほうが実情に合っていてむしろ合理的です。

気虚は気の不足状態ですが、何らかの気滞を伴っていることが多く、同時に治療するほうが効果的と感じています。エネルギー不足に対して気を補う漢方薬を出しても、実際にはそれだけではなかなか改善しません。

倦怠感で受診した患者に補中益気湯を処方しただけではなかなか倦怠感は改善しませんが、その状態に至ったストーリーを根掘り葉掘り聞きだしていると次第に元気になっていきます。

気虚を引き起こしたと考えられる気滞の部分を明らかにし、この気滞がエネルギーの過剰な消費に関係していることを患者に自覚させ、それを取りやめるように働きかけるのが気虚の治療の大部分といっていいでしょう。

この面倒くさい作業を通すことでしか、これらの症状は改善しません。誰もやろうとしない面倒くさい作業を喜んでやることこそが、漢方医の仕事だと思います。本当の医療は「面倒くさい」の先にあるのであって、そこを目指さなければ、ゴールできないのです。

血の異常

血の異常血の異常は血虚《けっきょ》と瘀血《おけつ》です。その部分の血が足りないのが血虚です。血虚では血液がそこにきていないか血液が働いていない状態なので、部分的に新陳代謝が悪く、皮

「婦人科三大処方」それぞれの特徴

名称	処方に向いている症状と身体の特徴	体力
当帰芍薬散《とうきしゃくやくさん》	・めまい、頭痛、頭重 ・肩こり　・足腰の冷え ・月経不順、月経困難 ・腹部は全体的に柔らかい ・みぞおちの下を軽く叩くとポチャポチャと音がする ・へその近くに軽い抵抗・圧痛がある	体力あり　体力なし 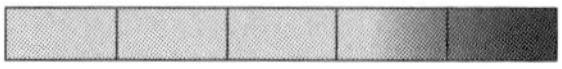
加味逍遙散《かみしょうようさん》	・発作性の発汗、冷え、のぼせ ・不眠、イライラ、怒りやすい ・肩こり　・疲れやすい ・腹部は全体的に柔らかい ・みぞおちに軽い抵抗がある ・訴える症状が多彩で変化する	体力あり　体力なし 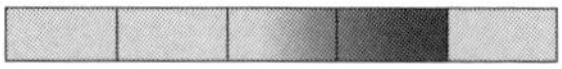
桂枝茯苓丸《けいしぶくりょうがん》	・頭痛　・のぼせ、赤ら顔　・肩こり ・月経不順、月経困難 ・腹部はわりと緊張がよい ・下腹部全体に軽い抵抗あり ・へその近くに軽い抵抗・圧痛がある ・足が冷える	体力あり　体力なし 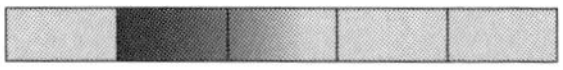

膚であれば粗造になり、頭皮であれば抜け毛が多くなります。瘀血というのは皮下出血のように動いていない血液をイメージしてもらえばいいと思います。炎症などで血管が拡張し血流が遅くなっている場合も瘀血です。

婦人科の疾患で特に生理と関係した症状の多くが瘀血と認識されます。生理痛、月経前症候群、更年期症候群、子宮筋腫、子宮内膜症など骨盤内で起こることのほとんどに関係していると言っても過言ではありません。

通常の血虚や瘀血は有名な「婦人科三大処方」と呼ばれる当帰芍薬散、加味逍遙散、桂枝茯苓丸が処方されることが多いようです。

水の異常

水の異常は「津液不足」と「水滞または水毒」です。津液不足は脱水です。水滞は流れていない水をイメージしてください。皮下のむくみ、過剰な関節液による関節の腫脹、胸水や腹水なども水滞です。

漢方の基礎② 「八綱弁証《はっこうべんしょう》」

八綱弁証とは表裏・寒熱・虚実・陰陽を診断することを言います。表裏とは病位の深浅または病気の進行度、寒熱とは病気の性格、虚実とは病邪と生体の相対的関係、陰陽とは気血水の総合的診断を意味し、一人の患者に対して八項目を診断することで、個別の治療薬を想定し対応をしていく治療戦略です。初期治療がうまくいかなかったときは、もう一

八綱弁証

八綱弁証

苦	表	寒	虚	表寒虚	補薬	温薬	表薬
			実	表寒実	瀉薬		
		熱	虚	表熱虚	補薬	涼薬	
			実	表熱実	瀉薬		
	裏	寒	虚	裏寒虚	補薬	温薬	裏薬
			実	裏寒実	瀉薬		
		熱	虚	裏熱虚	補薬	涼薬	
			実	裏熱実	瀉薬		

病位……病気の位置	裏	⇄	表
病性……病気の性質	寒	⇄	熱
病勢……病気の勢い	虚	⇄	実
陰陽……陰陽の判定	陰	⇄	陽

度原点に立ち返り、どこを見誤りどこを修正すればいいかが一目瞭然になりとても便利です。

陰陽

気血水のうち「気」は陽の性質を持ち、これを「陽気」と呼び、「血」と「水」は液体で陰の性質を持ち、これを「陰液」と呼びます。この陰と陽がバランスよく釣り合っている状態が健康というのが、東洋医学の世界です。

漢方はバランスの医学です。今目の前にいる患者の状態がどちらに偏っているかを見極めて、それと反対に動かす漢方薬を使いバランスが釣り合う方向へ向かわせられたら、患者は治ります。身体も心もそのバランスの中にあることは間違いありません。

正常ではこの陰と陽が同じ量存在すると考えます。冷え

陽気と陰液

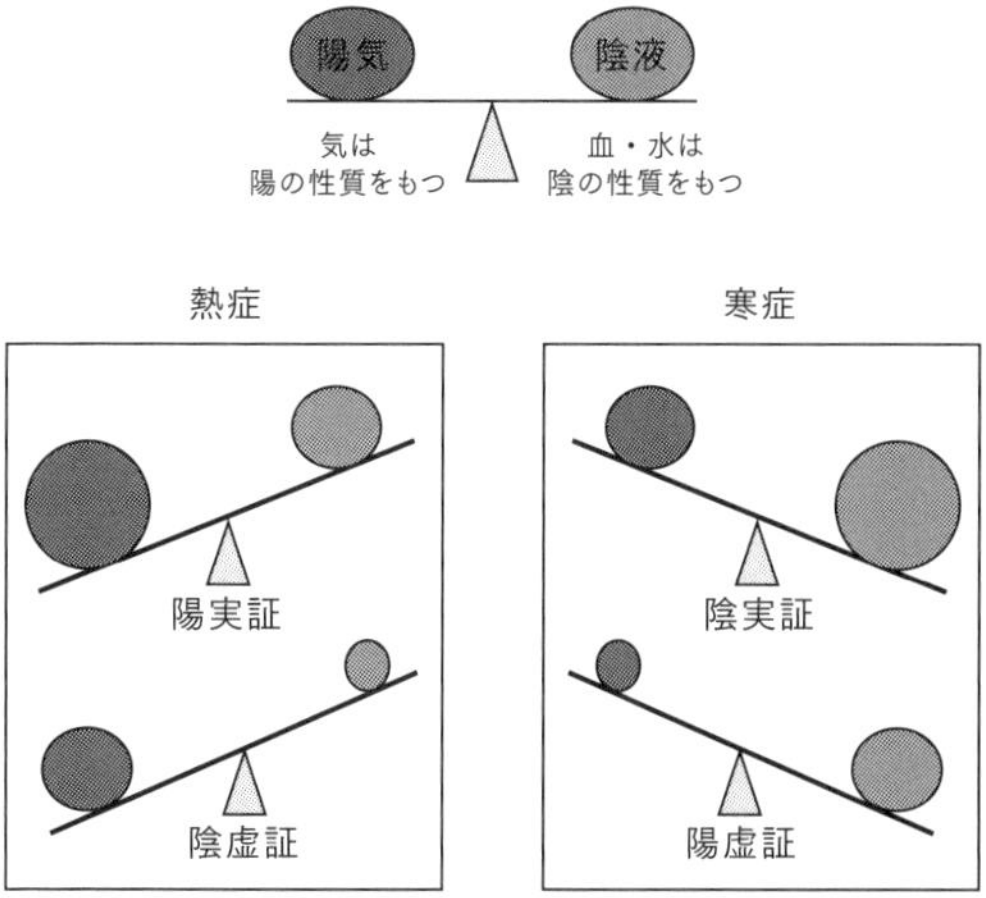

陰と陽のバランスが崩れるとなんらかの症状が現れる

は、「陰」と「陽」のバランスが陰に傾いた状態と考えられ、陽が少なくなった場合と陰が多くなりすぎた場合の2つが考えられます。

「気」は熱を内包し、「陽気」と呼ばれるようになります。「陽気」が不足すると「陽虚」と言われ、「冷え症」となります。逆に「陰液」が増えても「冷え症」になります。また、「陰液」の不足は「陰虚」と言われ、「ほてり」の症状が出ます。

虚実

「虚」は不足を表し、「実」は充足を表します。日本漢方では、「虚実は筋肉量と同じ」という考えがあります。つまりがっちりしている人は実証、ほっそりしている人は虚証という考えです。しかしこれだと、相撲の力士やプロレスラーはみんな実証になってしまいます。

これに対して中医学では病気の力を「邪」、人間の体力を「正」として、症状は、邪を排除しようとする「正」の、「邪」に対する「生体の反応」と考えます。西洋医学は感染症に対する抗生剤のように、基本的に「邪」そのものを攻撃しようとします。しかし「邪」の本体が分からないような場合や診断がつかないような場合には治療することができません。病名がつかないものはむやみに治療しないという立場を取ります。しかし、漢方では病名が分からない場合であっても、治療が開始できます。それは漢方が「邪」ではなく「生体の反応」に着目して、それを是正するようにしているからにほかなりません。

強い「邪」に対して、強い「正」が対応した場合、「邪」を排除しようとする生体の反応としては強い症状を呈することになります。漢方薬はこの生体の反応に対して作用し、最終的に「邪」を排除します。そのときに「正」の一部を損傷します。しかし「正」は大きく、多少の損傷には耐えられるだけの力があります。

弱い「邪」と強い「正」の闘争では「邪」を封じ込めるだけの十分量の「正」があるので、発病はしません。例えば、通常のワクチンなどの場合は、死菌や弱毒化した病原体を

正邪の抗争

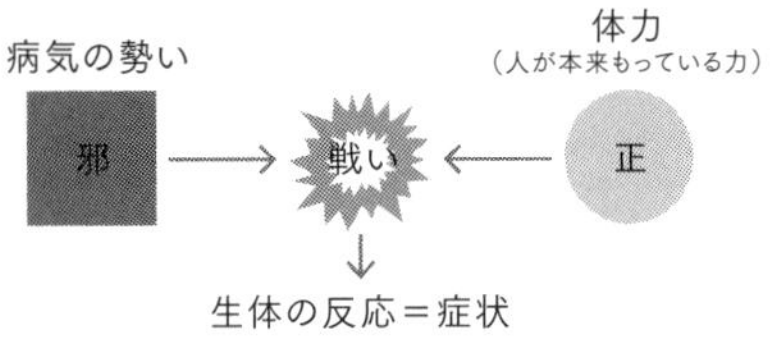
病気の勢い
体力
（人が本来もっている力）
邪
戦い
正
生体の反応＝症状

実証

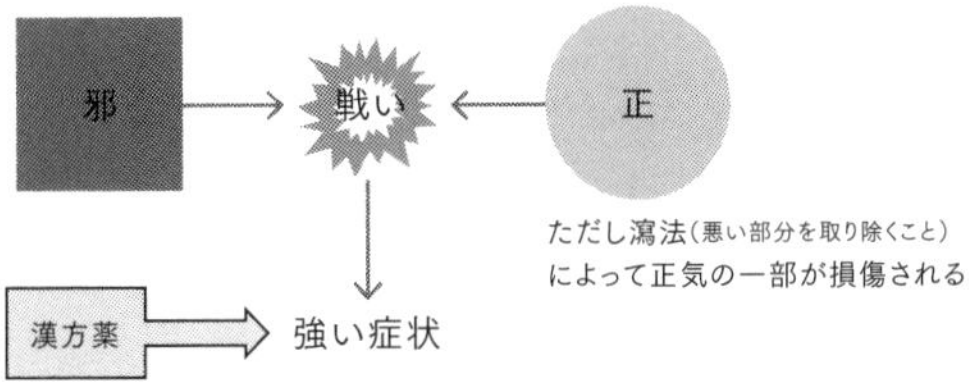
邪
戦い
正
ただし瀉法（悪い部分を取り除くこと）
によって正気の一部が損傷される
漢方薬
強い症状

虚証

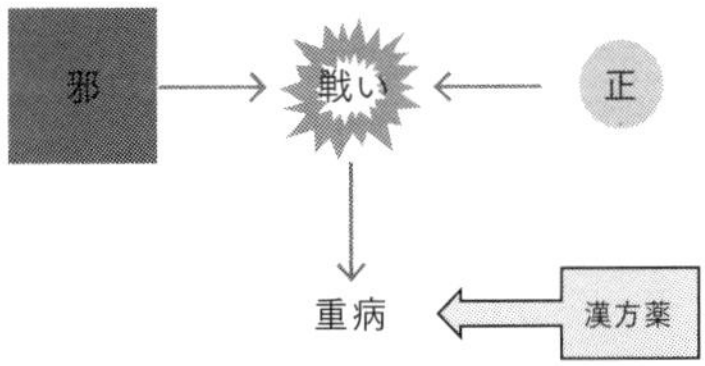
邪
戦い
正
重病
漢方薬

「表」と「裏」

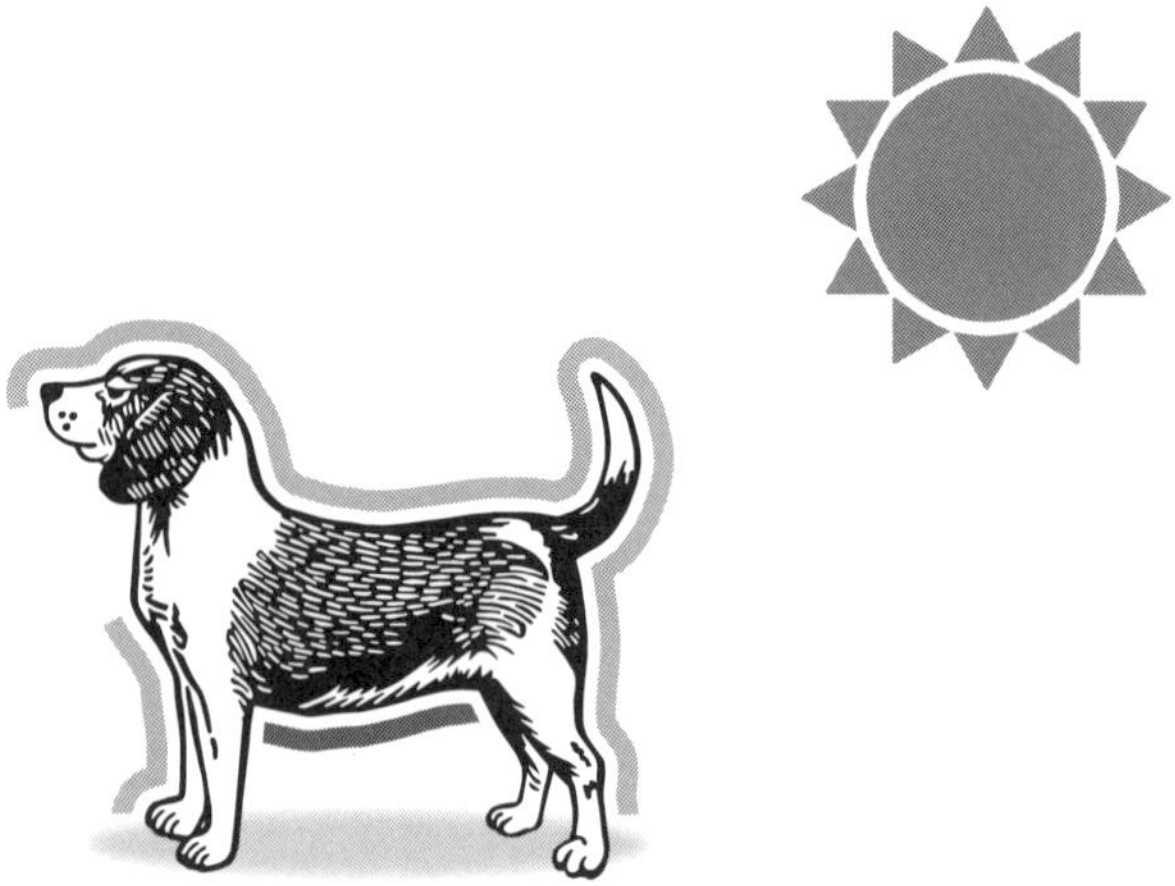

光が当たっているところが「表」、当たっていないところが「裏」

使うので、発病せずに抗体だけが産生されます。

強い「邪」と弱い「正」の闘争では、「正」は「邪」にコテンパンにやられてしまいます。冷え症の人がインフルエンザや新型コロナウイルス感染症になったりすると熱さえ出ないこともあります。特徴的な熱が出ないので軽症と思いがちですが、むしろ頭痛、吐き気、倦怠感などの全身症状は強く出て、立ち上がれないほど重病化します。

表裏

上の図のように犬に太陽の光が当たっ

真寒仮熱

外気温の低下に対して体熱を外表に集めて対応する。
その熱は深部体温から供給されているので深部体温は下がっている。

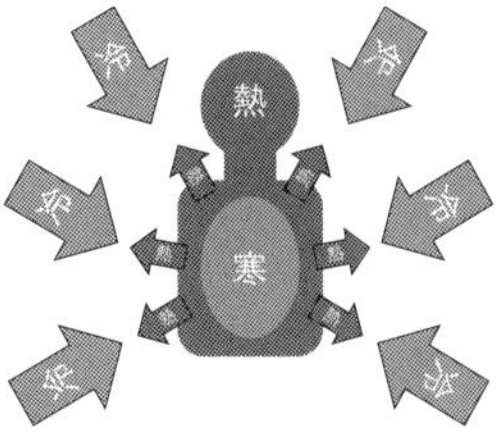

ているところが「表」で、当たっていないところが「裏」になります。具体的には表は鼻（鼻汁、鼻閉、喀痰）、頭（頭痛）、首（首のこり）、背中（悪寒、かゆみ）、四肢（筋肉痛、関節痛）などです。裏は胸部（咳、喘鳴、呼吸障害）、腹部（悪心、嘔吐、腹痛、便秘、下痢）などになります。のど（咽頭痛）は表のこともあれば、裏のこともあり、半表半裏のこともあります。

寒熱

八綱弁証の中で、最も具体的な概念が寒熱です。したがって、漢方理論の中で、最初に登場した、最も根源的な概念とも言えます。

基本的には触って熱ければ「熱」、冷たければ「寒」でよさそうですが、そうでないのがこの世界です。例えば、風邪の初期で、発熱がある、または発熱しかけている状態の「悪寒」は患者自身が冷えを感じていることにより「寒」と考えます。

「真寒仮熱《しんかんかねつ》」では発熱やほてりが見られますが、その本態は「裏寒」という状態で、深部体温が低下しやすく深部体温低下を補填《ほてん》するために、上半身に血液が集まりすぎてovershootし、そのために表面の体温が高くなっている状態と考えられます。

漢方の基礎③「五行説」

五行《ごぎょう》とは、木《もく》、火《か》、土《ど》、金《こん》、水《すい》という5つの元素のことをいいます。そして「五行説」とは、自然界に存在するあらゆる物は、これら5つの要素から成り立っている、という考え方です。

5つの要素はそれぞれ、特徴的な性質を持っています。そして、お互いの性質を助け合ったり（＝相生《そうせい》）、打ち消し合ったり（＝相剋《そうこく》）することで、あらゆるものがバランスを保っていると理解します。

漢方の基礎④「五臓」

自然界に存在するすべてのものは「木」「火」「土」「金」「水」という5つの要素に分類できると述べましたが、漢方を含む東洋医学では、人間も自然界の一部だと考えます。そのため、この「五行説」を人間の体にも応用し、同じように人間の体も「肝」「心」「脾」「肺」「腎」という5つに分類しました。この考えを「五臓」といいます。

西洋医学でも「肝臓」「心臓」などの臓器がありますが、東洋医学でいう「肝」「心」などはもっと広い機能を意味しています。

五行説を人間の臓器に当てはめたものが五臓論

五行と五臓

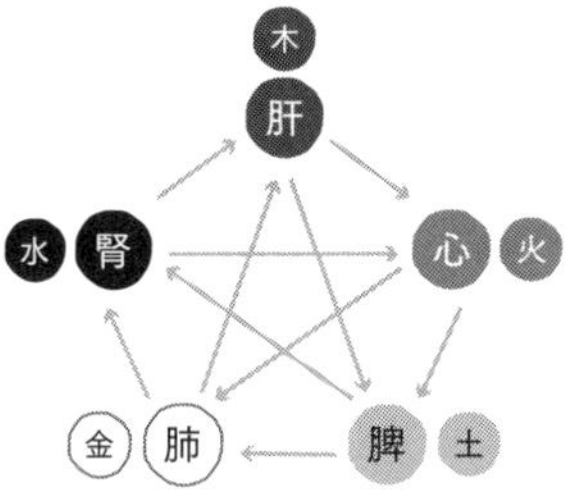

「五臓」と「たましい」

五臓に関連して覚えておきたいのが、「五臓」と「たましい」の関係です。

「たましい」と聞くとスピリチュアルなイメージを持つかもしれませんが、ここでいう「たましい」とは「こころ」あるいは「潜在意識」と考えると分かりやすくなります。

人間の心には、無意識の層があります。一般にそれは潜在意識と呼ばれており、人間の行動はその潜在意識によって決定づけられています。趣味や嗜好などは潜在意識の影響を最も受けやすいものですし、潜在意識は人によって異なるからこそ、一人ひとり個性が生まれ、ユニークな人格が形成されています。

古代の人は、「たましい」や「こころ」は脳ではなく、内臓にあると考えていました。例えば「怒ったときには腹わたが煮えくり返る」といいますし、悲しいことがあると「胸が潰れる」といいます。

このように、こころと体を結びつけて考えていたのはなにも古代人に限ったことではなく、現代人でもしっくりくる考え方だと思います。「たましい」「こころ」「潜在意識」と聞くとなんとなく複雑なイメージを持つかもしれませんが、実はとても直感的でシンプルな考え方なのです。

中国の古い医学書に『黄帝内経《こうていだいけい》』というものがあります。春秋戦国時代から秦・漢の時代にかけて医学文献を集大成したものとされており、さまざまな疾患について生理、病理、診断法、治療法などがまとめられています。

このなかで、「神」「魄《はく》」「魂《こん》」「意・智」「志・精」が各臓器と結びついていることが示されています。ただし、そこでは「神」や「魂」がどのような機能を持つのか何も述べられておらず、ただ「心が神を蔵する」など、存在場所が述べられているだけです。

そこで私は「神」「魄」「魂」「意・智」「志・精」のそれぞれを「たましい」と定め、古代の人々は、「内臓の中にそれぞれ別のたましいが宿る」と考えた、と想定しました。

おそらく古代の人は、「一つの内臓に一つのたましいが宿ると考えることで、精神機能と身体症状を同時に論じることができるようにした」のだと思います。

『黄帝内経』によると、「神」は「心」、「魄」は「肺」、「魂」は「肝」、「意・智」は「脾」、「志・精」は「腎」というように、各臓器に位置していると述べられています。

これはとても興味深い考えです。例えば現在でも「魂魄《こんぱく》」という言葉があり、「魂」は人間の精神の働きを主《つかさど》る神霊、「魄」は肉体を主る神霊と考えられており、どちらもたましいの意味です。

また、「心神喪失」「失神」などで「神」の文字が使われていますが、これらは「神」が一時的に欠落している状態を示す言葉であり、ここでいう「神」はゴッドではなく、たましいと考えるとすんなりと納得できます。

それから、一つの物事に真剣に打ち込むことを「精魂を込める」とか「精魂を傾ける」といいますが、これは「精」と「魂」が並列に置かれていることから、どちらも「たましい」を示すものと理解できます。

つまり、「たましい」を示す言葉にはさまざまなものがあり、古代の人は場面によってそれらを使い分けていたということです。

これはなにも古代中国に限ったことではなく、例えば英語でも「たましい」を示す言葉にspirit,mind,soulなどがありますし、これらの言葉のなかから文脈に応じて無意識に選択しています。

また、英語のheartには内臓としての「心臓《しんぞう》」と、たましいとしての「心《こころ》」というように2つの意味があり、それをheartというひとつの単語で表しています。

このように「たましい」の居場所を内臓と決めているのは洋の東西を問わず同じ考えのようであり、それぞれの文脈や意図に応じて、「たましい」の単語を使い分けているにすぎないのです。

漢方は感情を7つに分類する

人間にはさまざまな感情がありますが、漢方では病気との関連から重要と思われる感情を取り上げ、これらを7つに分類しています。7つの感情とは、「怒」「喜」「思」「悲」「憂」「恐」「驚」です。

内臓によって感情がコントロールされる場合もあれば、ある種の感情の高ぶりや不足がその内臓に障害を及ぼすことがあります。

『黄帝内経』では、これらの七情と五臓の関係を次のように説明しています。

怒　怒りすぎると肝臓が障害される
喜　はしゃぎすぎると心が障害される
思　思い悩むと脾・胃の調子が障害される
悲　ひどく悲しみに遭うと肺が障害される
憂　くよくよすると肺が障害される
恐　恐ろしい目に遭うと腎が障害される
驚　ひどく驚くと腎が障害される

これらの感情は現代において理解されている感情とは性質が異なる場合があるということです。

例えば現在は、「驚」と「恐」は不安感の始まりと解釈されていますが、古代中国では現代でいう「不安」を「精神不安」と同じ意味では使わなかったようです。当時、精神不安を意味したいときには必ず「不安」の前に「精神」や「魂魄」などの「たましい」を意味する文字がつけられており、「不安」が精神的なものであることを限定していました。

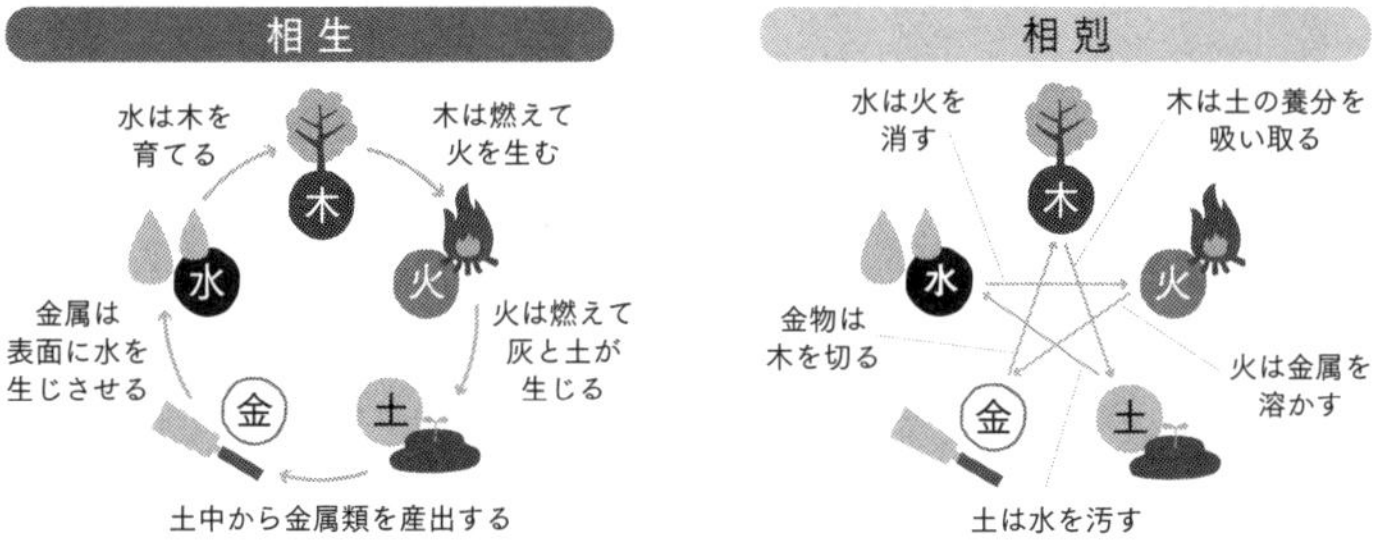

それぞれの臓器が心理作用を持っており、
臓器の障害によって精神的な症状が出現すると考えられている。

また、パニック障害等で見られる精神不安については、中国の古い医学書『傷寒論』では「不安」という言葉が使われておらず、その代わりに「驚、怖」の文字が頻回に出てきます。

つまり現代の「不安」という感情は、古代の中国では「驚」「恐」を基盤に発生する感情と考えられていたからではないかと考えられます。

このように、感情、臓器、症状が深いつながりを持つと理解することは、さらに漢方を深く理解し、疾患の治療や健康維持に役立てるうえで、大きな力になります。

なぜなら、「ある種の感情が疾患や症状を招いているということは、その感情をコントロールすれば疾患や症状を抑制できる」ということになるからです。

そして相生・相剋の関係性にあてはめれば、ある種の感情が別の感情を強めたり、逆に弱めたりしていることが分かりますから、その関係性を応用することによって、疾患や症状の原因となっている感情をコントロールすることができるようになります。

漢方の診察は潜在意識との対話である

ある種の感情が疾患や症状を招いているということは、その感情をコントロールすることができれば、症状や疾患を抑制できるということになります。

元来、「漢方の診察は潜在意識との対話である」といわれるのは、ここに理由があります。例えば私が診察室で患者と向き合うとき、まず行うのは、その人のムードをとらえることです。

誰もがそれぞれ異なるムードを持っています。その人が身にまとっているのは、怒っているムードなのか、悲しんでいるムードなのか、あるいは、感情に振り回されているムードなのか。

ムードは、第一印象とは違います。その人の口調や姿形、話している内容とは、もしかしたらムードは一致しないかもしれません。

例えば、「親が亡くなったんです」と言って、悲しそうな表情を見せる人がいます。しかしよく話を聞いてみると、「長年、私に看病をさせたのに、遺産も残さずに死んでしまった」と心の奥底では怒りを溜めているのかもしれません。

あるいは「若いとき、あんなに迷惑をかけなければよかった。もっと親孝行すればよかった」と悔やんでいるかもしれません。

または、「親がいなくなってしまった。これから自分はどうやって生きていけばいいんだろう」と不安を感じ、途方に暮れているのかもしれません。

「親が亡くなったんです」という言葉だけでは、その人がどのようなムードのなかにいるのか、理解することはできません。そのために、必要なのは対話です。

丁寧に時間をかけて絡まった糸をほどくように、その人の心の中にあるものを少しずつあらわにするのが、対話の役割なのです。

「頭が痛い」「肩が凝っている」「腰痛が治らない」「眠れない」という症状で来院する人は非常に大勢います。しかし、同じ症状を訴えても一人ひとり抱えている背景が異なります。

「いつから頭が痛くなったんですか？」
「どんなときに痛みがひどくなるんですか？」
「痛みが出るようになったとき、何か生活で変わったことはありましたか？」
「頭の痛みが治るのは、どんなときですか？」
「頭が痛いとき、どんな気持ちを感じますか？」

そうやっていろいろな角度から患者の気持ちの「芯」を探していきます。すると、怒っているというムードが見えたら、その人は肝に問題を抱えているのかもしれませんし、悲しんでいるムードを感じたら、その人は肺に障害を受けているかもしれません。

さらに、対話を繰り返すなかでその人が持っている「たましい」が見えたら、「この人は本来理性的なはずなのに、感情に振り回されている。ということは、『智』と深く関わりを持つ脾が障害を受けているのかもしれないな」と理解できます。

そうやって、障害を起こしている臓器はどれか見当をつけ、さらに次の章で説明する手相も掛け合わせながら、一人ひとりの症状と原因を確認していくのです。

一般的な漢方薬の処方は、四診を行い、「気・血・水」の状況を見て、表裏・寒熱・虚実・

陰陽を判断します。その結果、「あなたの頭痛を治すにはこの桂枝人参湯《けいしにんじんとう》がいいですよ」「便秘に悩んでいるあなたには、防風通聖散《ぼうふうつうしょうさん》を処方しておきます」と、処方箋を示します。

しかしこれだけでは、その人の「たましい」や「感情」を理解することができません。そのため、その人の大事な「芯」を見過ごしているかもしれないのです。

漢方の問診は、医師の感性が非常に問われる仕事といっても過言ではありません。数千年前から中国ではポツポツと名医が登場し、「あの医師はどんな病気も治してくれる」という評判が中国全土に広く知られることがありました。それは、その医師の処方する漢方薬が効いただけではなく、その医師の問診によって患者自身が自分の症状の原因が、自らの感情にあることを自覚させることで、患者自身がそれを是正していくプロセスを体得していく過程でもあるのです。漢方医が治すのではなく、患者自身が自らをケアし自立していくことが、治療の本当の姿ではないかと思うのです。

しかしそんななかで、患者の情報を最大限に収集するためには、いかにして患者に信頼してもらうかが大切です。

東洋医学は2000年もの昔から、そのような問診を当たり前のように行ってきました。

そして何億ものカルテを蓄積することで、ようやく現在のような独自の理論が確立しました。まさに、東洋医学は多くの医師の努力によって完成された、経験に基づく医学なのです。

西洋の精神分析「エゴグラム」

東洋医学では長い歴史を持つ精神分析ですが、それではいったい西洋医学ではどのようにして「たましい」を取り扱ってきたかというと、その起源は精神科医、心理学者のフロイトに見ることができます。精神分析学の創始者として知られるフロイトは、リビドー論や心理性的発達理論などを唱え、現在の精神分析学や心理学の基礎を築き上げました。

フロイトが残した大きな功績のひとつが、人間の無意識を初めて発見したことです。

彼は、人間には自分で意識できる領域（＝顕在意識）と、自分では意識できない領域（＝潜在意識）が存在していると唱え、顕在意識に比べ、潜在意識は豊富に記憶を蓄積していると考えました。

そして潜在意識の働きを重要視し、主体の顕在意識とは関係なく潜在意識に影響を与え、各個人の精神的な動きを規定したり、時には制限したりするものと考えました。さらに、潜在意識下で抑圧された感情が原因となって精神疾患が引き起こされると唱え、その理論を独自に体系化しました。

この理論を確立したおかげで、彼は自由連想や夢判断によって、主に神経症の治療に専念することができるようになりました。

しかし、自由連想や夢判断は医師の経験や技量が大きく影響し、解釈も非常に難解で、臨床に活かすにはハードルが高いという難点がありました。そこで、誰でも比較的簡単に潜在意識を分析できる方法として誕生したのが、「エゴグラム」です。

エゴグラムは、フロイトの流れをくむカナダ出身の精神科医エリック・バーンが提唱した交流分析の理論に基づいて、バーンの弟子であるジョン・M・デュセイが確立しました。

エゴグラムとは、簡単にいえば「性格診断テスト」です。性格の傾向を把握し、そこから自分の行動パターンを推測するものです。

現在でも精神科や心療内科などの医療機関で治療において活用されているだけでなく、他者とのコミュニケーションのとり方や考え方の癖、行動の傾向などを知ることができることから、企業や教育現場などでも幅広く活用されています。

エゴとは「自我」、グラムとは「図表」のことであり、その名のとおり、エゴグラムは5つの自我状態を図表化します。

方法は非常に簡単で、50問の質問に「はい」か「いいえ」で答え、それをグラフ化するだけです。

例えば「遅刻はほぼなく、時間厳守するほうですか」「責任感が強く、他人にも責任感を求めますか」などの質問に対して直感的に答えることで、自分の自我状態を俯瞰して理解することができます。

エゴグラムでは人間の自我を大きく5つに分類しています。

厳格な父のような支配性（ＣＰ）
優しい母のような寛容性（ＮＰ）
落ち着いた大人な理論性（Ａ）
自由な子どものような奔放性（ＦＣ）

従順な子どものような順応性（ＡＣ）

簡単に、それぞれの自我状態について解説します。

①厳格な父のような支配性（ＣＰ）

理想、良心、責任、批判に基づいて価値判断を行う。信念に従って行動する、厳しい倫理的な父親のような心を持つ。その場を支配しようとして、自分の価値観や考え方を他者に譲ろうとせず、他人を非難したり批判したりする。創造性を抑え、懲罰的・威圧的になる。社会秩序を維持する能力を持ち、リーダーシップを発揮して理想を追求する。いわゆる、テレビや映画に出てくるヒーローのタイプ。だが、理想の高さゆえに物事が思いどおりにいかないと、ストレスが溜まりやすくなる。

②優しい母のような寛容性（ＮＰ）

共感、思いやり、保護、受容などの価値観を大事にする、子どもの成長を促す母性を持つ。他人に対して受容的で、なんでも受け入れてしまう。親身になって世話をするなど愛情深い一面もあるが、過保護になったり、できない人のためになんでもやってあげようとするあまり、周囲は何もできない人になったりしがち。「罪を犯した子をかばったり、逆に殺してしまったり」など、やってはいけないことをやってしまう可能性もある。

③落ち着いた大人な理論性（A）

理性的に、事実に基づいて物事を判断する。事実を客観視し、あらゆる角度から情報を収集して冷静に数値化したり、分析したりする。落ち着きのある大人な対応が特徴だが、その傾向が強すぎると「儲からないのでやらない」など打算的な人と受け取られたり、「血も涙もない冷たい人」と認識されたりする。理性的で論理的な判断力で冷静に未来を推定する力を持つ一方、無感情、無慈悲、機械的、損得勘定などの傾向がある。

④自由な子どものような奔放性（FC）

天真爛漫《らんまん》で快楽的。親や教師、世間の常識などの影響をまったく受けず、自分の欲求のままに誰かと戦ったり、傷つけたりしても快感を求めて振る舞う。直感的な感覚や豊かな表現力は創造性の源ということができ、喜んで何かをする積極性や周囲に明るさをもたらすムードをもつ。その一方、わがままで周りの人を振り回す。感性を大事にする芸術家やタレントに多いタイプ。

⑤従順な子どものような順応性（ＡＣ）

「自由な子どものような奔放性（ＦＣ）」とは対照的に、親や教師などの期待に沿うことを大事にする。常に周囲に気を使い、わがままを控えて自由な感情を抑え他人と争わず、「聞き分けの良い、良い子」として育つ。消極的であり、常に控えめ、他人の目を気にしながら、言われるがままに行動する。人に合わせたり、相手の要求を聞き出したりするのが得意で平和主義である一方、人の目を気にしすぎたり、自分の思ったことが言えなかったり、やりたいことを我慢したりしてストレスを抱えやすい。また、恐れ、不安、憂鬱など不快な感情を持ち、愛着障害に陥りやすい。

エゴグラムと五臓

欧米で生まれたエゴグラムは、中国で生まれた五臓という概念と突き合わせると、見事なまでに合致します。エゴグラムの5つの要素と、五臓の七情を組み合わせ、5つのたましいを重ねてみると、左ページのような図になります。

例えば、「肝」のたましいは「魂」です。そして「肝」は「怒」と関係しますが、これはエゴグラムでいうCP（厳格な父）に該当すると考えられます。

正義感が強い人や理想が高い人は、どこか怒りっぽいものです。「曲がったことは許せない」というタイプで、過度な怒りは肝を害しやすいとされています。

肝は血液を貯蔵したり、血液量を調整したりするほか、全身の気の流れをコントロールする働きがあるため、肝が傷つくと肝の働きが低下して気の流れが停滞しやすくなります。

その結果、「わきが痛い」「お腹が張る」「よくため息をつく」「イライラする」「気分が晴れない」などの症状が現れます。

また、「心」のたましいは「神」です。これは「喜」と関係し、エゴグラムにあてはめるとFC（自由な子ども）に該当します。

天真爛漫で自由な子どもは直感的で、楽しいことが大好きで、「楽しそう」と思うもの

五臓と七情とエゴグラム

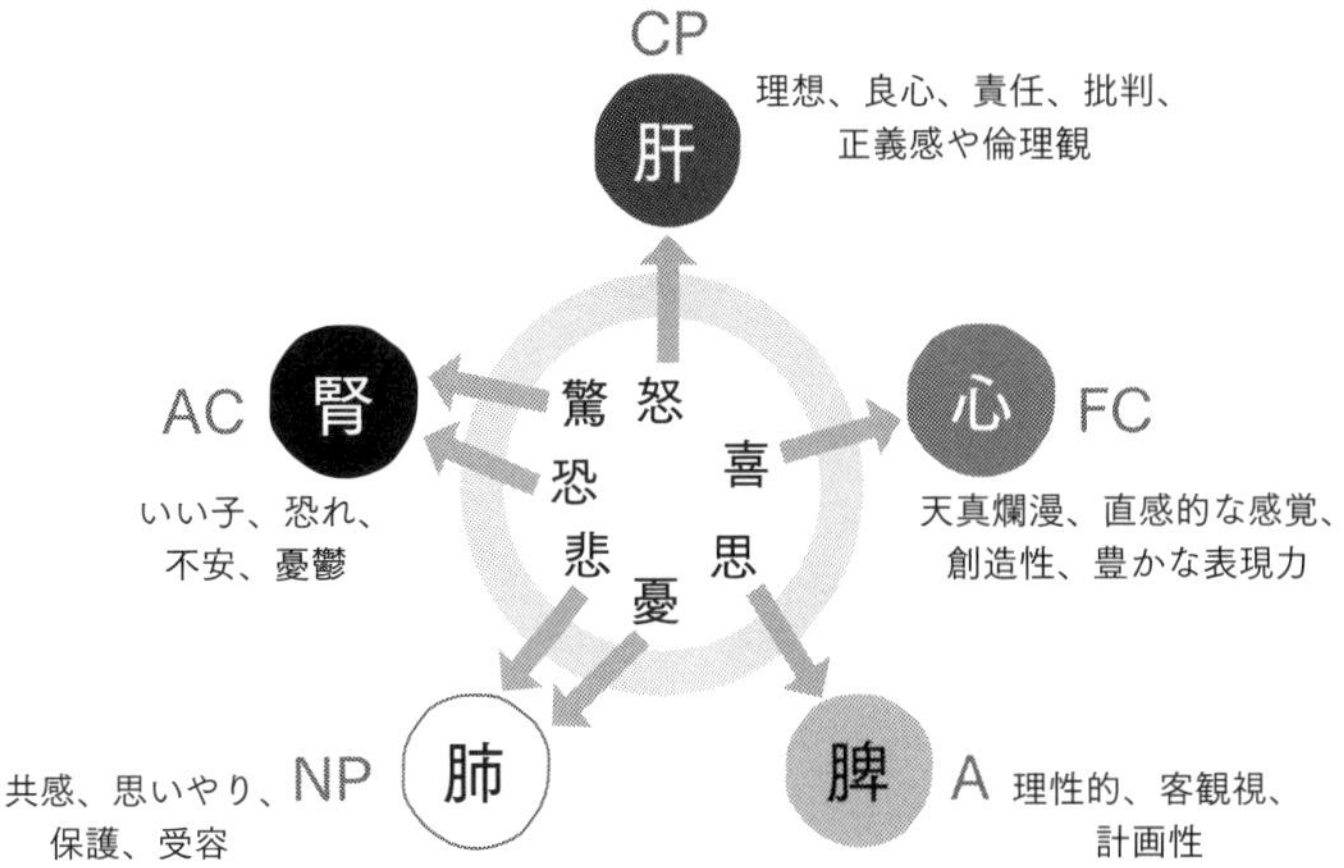

にはたちまち興味を引かれ、積極的に全力で取り組むものです。心が充実していると、精神状態が穏やかで、思考も活発になりますが、喜びがすぎると感情の起伏が激しくなって体力を消耗し、不安や心身に影響を及ぼすようになります。その結果、不安感、不眠、精神異常などのさまざまな精神症状が現れます。

「肺」のたましいは「魄」で、「悲」「憂」と関係します。これは「悲しい（sad）」の意味ではなく、「慈悲」ととらえると、肺に対応するエゴグラムがＮＰ（優しい母）であり、共感、思いやり、保護、受容といったキーワードが浮かんでいるのが理解できます。

しかし、慈悲の心が強すぎると肺が傷つきます。

肺は生命力を補充する重要な臓器であり、呼吸器官であるだけでなく、呼吸を通して気を体に補充したり、体内から汚れた濁気を排出したりする働きがあります。そのほか、体表の血行を盛んにして抵抗力を強めたり、気温や体温が変化をしたときに体温を調節したりします。

過度の悲しみは肺の気を消耗させ、憂鬱な気持ちは肺の気を鬱滞させます。その結果、肺の働きが衰えて、呼吸がつらい、声に力がない、疲れてだるい、いつも汗が流れ出る、感冒にかかりやすい、などの症状が現れやすくなるのです。


エゴグラムの要素とは、潜在意識を5つの機能に分類したものです。それが五臓の「たましい」と一致するということは、これまで「たましい」と仮に呼んできたものは潜在意識と同じものであったということです。

つまり、現代西洋医学の精神分析は、古代から伝わる東洋医学の五臓の機能と同じもので、誰もが持つ潜在意識を別の観点や言葉で表現してきたものであり、その本質が同じものであると考えられるのです。

感情は身体に現れる

人間の感情はなんらかの身体症状となって出現することがあります。

例えば「責任の重い仕事を任された」「どうしても試験に合格しなければならない」など、なんらかの強いストレスにさらされると、自然と不安、恐怖、緊張などの感情が心に浮かびます。それと同時に、「何もしていないのに激しい動悸《どうき》がする」「手が震える」「暑くもないのに汗をかく」などの身体症状が出ることがあります。

これは人間の生理反応として正常なものであり、多くの場合、時間の経過とともにそうした症状は治まりますし、ストレスが解消されれば症状も起こらなくなります。

しかし、症状がなかなか治らなかったり、なかには病気につながってしまったりすることもあります。自分のストレスと症状との関連にすぐには気づけないこともあります。その場合には、対症療法的に症状を改善するだけでなく、「いつからそれが始まったのか」「その頃何か特別なことがなかったか」を聞いてみると、不安やストレスと症状との関係が分かることがあります。

人間の体は、私たちが想像する以上に正直です。

身体に現れる症状をつぶさに観察することで、心のなかでどのような反応が起きているかを、把握することができます。

理解しやすいように、ここでは感情が身体症状を引き起こした症例を、いくつか挙げてみます。

(1) 動悸

動悸とは、心臓の拍動がいつもより強い、あるいは速いと感じるなどの症状のことをいいます。ストレスや緊張、過労、睡眠不足などさまざまな原因で動悸が生じることがあり、そのほか、心疾患や薬の副作用などでも動悸が起きる場合があります。

東洋医学では、動悸は不安感と強い関わりを持つと考えられており、「心悸《しんき》」と呼ばれています。文字どおり、動悸は「心」と深く関連し、「不安を感じると心が激しく拍動し、そのため、動悸が起きる」と考えられています。

ただし東洋医学でいう「心」は、西洋医学でいう「心臓」とは若干異なる意味をもっており、「心臓」という臓器を示すだけでなく、情緒や感情といった「こころ」も含むと考えられています。

つまり、心は臓器として血液循環の役割を担うだけでなく、思考や判断などの精神活動を司る臓腑なのです。

例えば、一度溺れて怖い思いをしたことがある人は、プールや海へ行くたび「また溺れたらどうしよう」と動悸が激しくなり、泳ぐことに拒否反応を示すかもしれません。

あるいは、犬に噛まれた経験がある人は、「また噛まれたらどうしよう」と不安になり、どんなに小さなものであっても、犬を見るたび動悸がすることもあるかもしれません。

動悸という症状だけを取り上げてみると、それは「心」の症状ですが、相生・相剋の関係を見てみると、心は腎と相剋の関係にあります。

つまり、本来腎は心が過剰に反応しないように抑制しなければならない関係にあるにもかかわらず、ひどく驚いたり、怖がったりするとこの腎の働きが弱くなって、心臓が暴走してしまうのです。動悸は、心が腎の抑制を振り切って暴走した結果であり、そのため、「どきどきする」「胸が苦しい」という症状になってしまうのです。

それでは、動悸を抑えるにはどうしたらいいかというと、相剋の関係性を利用して、腎の働きを強くすればよい、ということになります。

東洋医学では、腎が弱っている状態を「腎虚《じんきょ》」といいます。「虚」とは本来の生命力が弱まって体の機能が低下した状態のこと、つまり腎虚とは、腎の機能が弱くなっているということを意味します。

この腎虚の治療に処方される代表的な漢方薬が「六味地黄丸《ろくみじおうがん》」、「八味地黄丸《はちみじおうがん》」、「牛車腎《ごしゃじん》気丸《きがん》」です。こうした漢方薬を使用して腎を強くすることで、動悸を抑えるというのが、相生・相剋の関係性を利用した漢方薬の処方箋です。

ところが漢方薬の説明書には「怖がっているたましいを落ち着かせて、不安を取り除く」とは書いておらず「排尿の異常を改善し、腰痛を治す薬」くらいのことしか書いてありません。このため、「私は腰痛を治してもらいたくて来たのではありません」と言って、薬を飲まないような人もいます。腎の「精」というたましいの異常が、心の「神」というたましいを障害している現象です。ひとつの潜在意識が起こした異常をもう一つ別の潜在意識が治すことになります。こうしたことを「たましいがたましいを治す」というのです。

（2）怒り

東洋医学では、怒りという感情は「肝」と深い関わりがあると考えます。西洋医学でいう「肝臓」は代謝や解毒、胆汁の生成・分泌という重要な働きを担いますが、東洋医学でいう「肝」は西洋医学の「肝臓」と異なり、「肝は血液を貯蔵し血流量を調節しているところ。また、全身の気の流れを調節し、食物の消化と吸収や、精神活動に関係するところ」と考えられています。

腹が立つと、よく「頭に血が上る」といいます。カッとなると、顔が真っ赤になったり目が充血して血走ったりしますが、これは本当に、血液が顔や頭のほうに集まるからです。

このように、血を頭の上へ引っ張り上げる働きをしているのは「気」です。そしてこの気の流れを調節し、コントロールしているのが肝であり、肝は怒りと深い関わりを持つことから、怒りっぽい人は肝の働きが過剰になり、肝を傷つけるとされています。

肝は気の流れをコントロールしているため、肝が傷つくと全身の気の流れが停滞してしまいます。

すると、「わきが痛い」「お腹が張る」「イライラする」などの症状が現れます。また、肝は体に流れる血液を蓄え、流れる量を調整する働きもあるため、月経異常や月経痛などの症状を引き起こすこともあります。

「月経期間にどうしてもイライラして、甘いものが欲しくなる」という場合は、肝が安定できていないせいかもしれません。

また、肝には筋肉を主る働きもあるため、頻繁にこむらがえりを起こしたり、筋がひきつったりする人も、肝気が安定できていないから、と考えることができます。

肝を安定させ、怒りという感情に肝が振り回されないようにするには、肝と相剋の関係にある「肺」を強くすることが役立ちます。

肺のたましいは「魄」です。そして、肺と深い関わりがある感情は「悲（慈悲）」です。

これは、エゴグラムでいうと「優しい母のような寛容性（ＮＰ）」で、相手がどんなに怒っていようとも、共感、思いやり、保護、受容などの優しい感情を持って対応します。

怒っている人は、常に「相手を絶対に許さない」という感情で占拠されています。つまり肝を刺激し続けている「怒り」という感情に対処するには、「相手を許す」「受け入れる」

という慈悲の心が必要だということです。

怒りの身体反応が現れているときには、一般的に「柴胡剤《さいこざい》」が適用となります。ただし、ただ柴胡剤を処方するのではなく、怒りの対象を明確化して、それを許すように促すことが、漢方薬を「効かせる」ためには大切です。そうすることで患者は自分の力で病気を克服できたという自信を持つことができ、また、薬からの離脱もスムーズになるはずです。

私は半永久的に患者に漢方薬を飲んでもらおうとは思っていません。どんな薬も多すぎれば毒になるものです。患者の自立を援助し、漢方薬さえも飲まなくていいように手助けをするのが私の仕事だと思っています。そのために精神分析や手相を取り入れて、患者が通院しなくてよくなるように、自分で自分をコントロールできるようになるまでサポートします。

(3) 元気がない

どれだけ休息を取っても元気が出ない、疲れが残る、という人がいます。この場合には「脾気虚《ひききょ》」という状態が考えられます。

脾とは、東洋医学においては、摂取した食べ物や飲み物から気や血などを生み出す中心的な臓器であり、いわば、体のエネルギーの「入口」ともいえる存在です。

西洋医学では、脾臓とは古くなった血球を処分したり、血液を蓄えたりする働きのほかに、白血球の一種であるリンパ球を産生したり、異物を処理したり、免疫に関する働きも担っています。

しかし東洋医学でいう「脾」とはそれとは別物で、胃腸を含めた消化器系全般の機能を持った架空の臓器とされています。

この「脾」の働きが低下すると、体内のエネルギーが産生不足となりますから、どんどん元気がなくなってしまいます。加えて、「脾」は「思」という感情を主り、たましいは「智」、エゴグラムでは「落ち着いた大人な理論性（A）」を意味します。

すなわち「脾」とは、理性的・論理的な思考をする大人のイメージで、同じ大人でもエゴグラムでいう厳格な父のような支配性（CP）や、優しい母のような寛容性（NP）とはまったく異なる存在なのです。

常に理性的・論理的に行動をすれば、脾は元気でいられます。しかし理性や論理を失えば、たちまち脾は病んでしまいます。

脾が主る感情の「思」には、「思慮深く考える」という意味と「先のことを考えすぎて、悩んでしまう」という2つの意味がありますが、脾のたましいが「智」であることを考えると、脾が病むと「思慮深く順序立てて物事を考えられなくなり、感情的になっている状態」と考えることができます。

つまり、理性や論理の反対語が感情であり、例えば「情けが深い」という人は、理性を働かせず、感情に従って行動してしまいます。それは一瞬、とても人情的で、優しい行動のように思えますが、感情に従って行動することは想像以上にエネルギーの消費が激しく、エネルギー不足に陥ってしまう危険があるのです。

患者自身は、「感情的ではない」と思っていても、知らず知らずのうちに感情的な行動をとっていることが少なくありません。「知らず知らずの行動」だからこそ無意識の領域であり、それに気づかせてくれるのが東洋医学です。

「脾」と相生の関係にあるのは「心」です。

そのため、「脾」が弱くなっているときには、「心」を強くしてやればいいと分かります。「心」は「喜」という感情と深い関わりを持ちますから、例えば元気がなくてエネルギー不足に陥っている脾気虚の人には、何か楽しい話をしてあげたり、喜ぶような話をしてあげたりすることで、元気になる場合があります。

このように、必ずしも漢方薬を処方しなくとも、話をするだけで「心」の力を借りて「脾」を元気にすることもできるのです。

このように、身体と精神の間には深いつながりがあり、身体的な病気が精神的な病気を引き起こすこともあれば、反対に精神が身体的な病気を引き起こすこともあります。

そして、精神と身体がリンクするからこそ、漢方薬は精神症状と身体症状を同時に改善することができるのです。

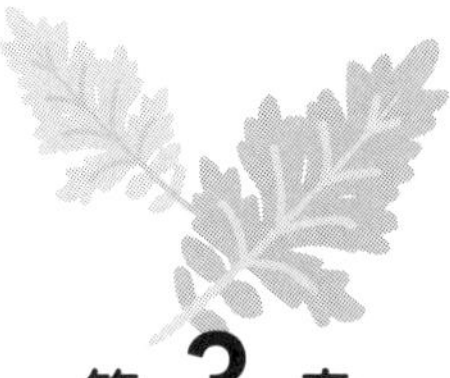

第3章

疾患の原因は手相に表れる
「手相×漢方」で根本的な治癒を目指す

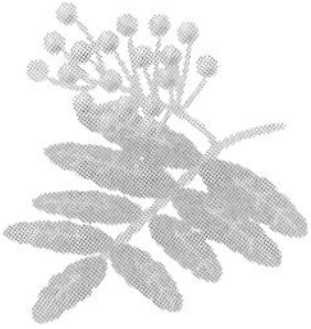

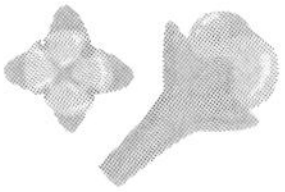

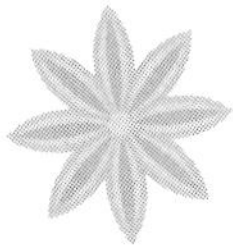

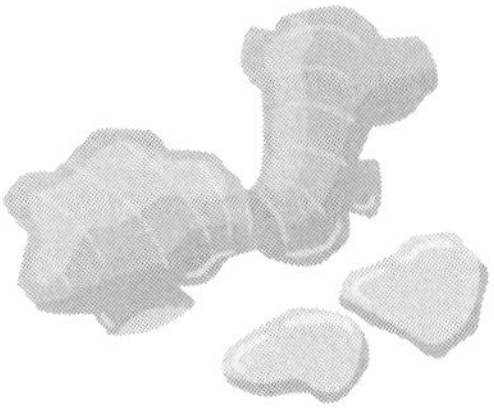

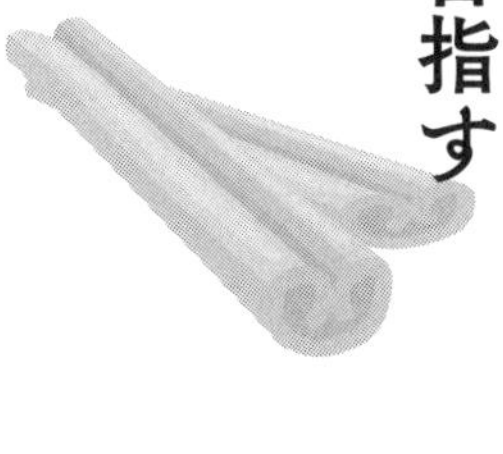

漢方と手相は相性がいい

私の診療所へ初診で来た患者は驚きます。なぜなら問診で主訴を尋ねたり、「舌診」で舌を観察したり、脈を診たりしながら同時に手相を見るからです。診察の基本は西洋医学でも東洋医学でも問診です。自分の症状を患者がどう表現するかということも治療の大きなヒントになります。

私はその人の手相をじっくりと観察し、それまで診察した所見を重ね合わせて病態を推察して治療法を決定します。

日本では、手相というと占いのイメージが強いため、「手のひらを見せてください」とお願いすると、ほとんどの人が驚きます。私の診察の90％以上が問診ですが、患者が言わなかった患者自身の性格や思考のパターンなどが手のひらから読み取れます。手相で問診を補完し、舌診、脈診、腹診はその問診を裏付ける証拠になり、漢方薬選択時の根拠になります。

漢方の診察は、精神分析と同じで潜在意識との対話です。手相も精神分析なので、これもまた潜在意識との対話です。患者の身体所見と手相の所見が一致するところが患者が訴えたいことだと思います。そこには嘘は存在せず、丸裸になった本当の患者の精神だけを見ることができます。

手相と漢方は非常に相性が良いのです。これは私の独断的な考えではなく、中国の歴史においても証明されています。

中国医学には「掌紋《しょうもん》医学《いがく》」という中医学の分野があります。「掌」とは「てのひら」、「紋」とは「模様」や「図柄」のことで「掌紋」とは手相のことを言います。つまり「掌紋医学」とは、手相を活用して病気を診断し、治癒に導く医療という意味です。

私はこの手相を診察に取り入れ、漢方薬をはじめ、患者の日常生活におけるこだわりや今後の指導を考えるうえでの指標として活用しています。

そもそも私が手相と出合ったのは、久留米大学病院に勤務していた頃でした。

当時は博士論文研究に忙しく、たまたま気分転換に立ち寄った書店でなにげなく手相の本を手に取ったのがきっかけでした。科学と研究により導かれる西洋医学に、どっぷり浸っていた私にとって、現代の科学や論理とは異なる手相は非常に興味深く、どんどん引き込まれていきました。医学の論理的な事象と、手相の神秘的な事象との間で、自分の心のバランスをとろうとしていたのかもしれません。

私はもともと飽きっぽい性格で、一つのことにひたすら突き進むことにいつも疑問をもっていました。蛇行しながら寄り道をしては立ち止まり、時間を潰してはまた作業するという繰り返しの人生だった気がします。しかし今思えば、その一つひとつが無駄ではなかったように思えます。今の自分はその無駄だと思っていたことの積み重ねでできていて、それがいいとか悪いとかという判断ではなく、すべてが必然だったような気がするのです。

キャリアを積んでこれからというときに難病が発覚し、「幾嶋はもうだめだ」と陰口をたたかれ、同僚や後輩たちからさげすんだ目で見られたこともありました。その頃の私は、他人と比べてもみじめになるだけだと考え、自分だけにしかない何かを求め続けていたのだと思います。

そんなときに手相と出合いました。本音を言うと「占い、迷信、神秘的」という言葉で、ただ女性にもてたいだけだったかもしれません。自分の分かる範囲で周囲の人たちの手相を片っ端から読み解いてみたところ、「当たっている！」と非常に喜ばれました。そんなに当たっているのかと自分でも半信半疑でしたが、褒められれば褒められただけうれしくなったのを覚えています。

しばらくすると私の手相の噂はたちまち医局中に知れ渡り、私が実験のために大学の研究棟に行くと「手相を見てほしい」という医局のラボの女性たちが、廊下に並ぶほどになりました。

「手相はなんておもしろいのだろう。もっと深く勉強したい！」

そう思い手相の研究に深くのめり込んでいきました。いくつかの本を読むうち、手相の所見には、常に二面性があることに気づきました。例えば「たくさんお金が入ってくるが、たくさん出ていく」という言い方は「たくさん使えば、たくさん入ってくる」という言い方に、「とても優しい」は「情に流されやすい」と言い換えられるということが分かってきました。

その後、父の診療所を継いだことがきっかけで以前から関心のあった漢方医療を本格的に行うようになり、さらに手相も取り入れて、独自の「漢方×手相」という診察スタイルが確立しました。

特に、西洋医学を中心に学んできた医師だけでなく、漢方の専門医であっても、「漢方に手相を加えるなんて、信じられない」と驚くかもしれません。「手相みたいな占いと漢方を一緒にするなんて、そんなことをするから漢方薬はまじないやプラセボだと言われるんだ」とお叱りを受けるかもしれません。

手のひらの「なに」を見るか？

掌紋医学では手のひらに刻まれたシワや模様で病気を診断しますが、手相の見方にはそれだけでなく、別の方法もあります。一般に、手相の見方には次の３つがあるとされています。

キロノミー　手や指の形から判断する
キロマンシー　手のひらの線から判断する
スキンパターン　手の色やつや、爪、指紋、掌紋から判断する例えばキロノミーでいうと、「がっちりした手の形をした人は現実的で本能的」「関節がゴツゴツした人は思慮深く計算が得意」などと判断します。

またスキンパターンでいうと、爪の形を見て「縦に長い爪の人は温和で、宗教や神秘的なものに惹かれる傾向がある」「四角い爪の人は真面目で常識がある」「爪に縦線があるとパワーが低下気味」などと判断します。

これらのうち、私が主に採用しているのはキロマンシーです。

キロマンシーとは、１５２０年代にフランス語のchiromancieから派生したとされ、もともとはギリシャ語のchiro（手）とmancy（占い）がひとつになった言葉とされています。

キロマンシーでは、以下のものを解釈に使用します。

掌線《しょうせん》：手のひらに現れる線のこと。おおよその線の位置などはすべての人に共通であるが、骨格、筋肉、手の使い方、生活習慣などによって形態に差が生じている

丘《きゅう》：手のひらの盛り上がっている部分のこと。エリア分けをして、盛り上がりに意味

を与えている

そのほか、手や指の形や長さ、手の形や色合い、爪の形なども参考にする場合があります。

手相をどのように見るのか？

簡単に、私がどのようにして手相を見ているのかを説明します。実際の診察室では、患者と対話を繰り返しながら、その人のムードを把握し、さまざまな観点から症状の原因を探っていきます。手相は、あくまでもその手段のひとつであり、臨機応変に手相から情報を読み解いていきます。

①左手と右手、どちらを見るのか？

東洋式の手相術では、「男性は右、女性は左」を見るのが一般的です。しかし実際は、流派によって「どちらの手を見るのか」に対する見解は異なっており、「両手を組んで親指が下になる手を見る」「利き手を見る」などさまざまな意見があります。

私が手相を見るときには、両手を見ます。それは少しでも多くの情報を得たいからです。
一般に「右手は左脳とつながっており、現在、未来の運勢、潜在意識を示す」「左手は右脳とつながっており、生まれ持った運勢や顕在意識を示す」とされています。言動の90％は潜在意識を反映しており、右手を利き手にしている人は、その分シワも多くて変化しやすいため、現在だけでなく未来の運勢も示すと考えられています。

両方に同じような相があれば「この人はこういう人なのだ」ということが傾向として分かりますし、左右どちらかにしかない相があれば、その相は注意すべきものとして扱います。

私が手相を見るときには、両方見てほかの人と比べて特異的な部分を見つけることにしています。「生命線が並外れて太い」「感情線が長い」など、手のひらを見たとき、パッと目につく部分は、その人の大きな特徴です。

このように「人と違うところを見つける」ことで、その人の性格や症状、病態などが明らかになっていきます。

②手のひらの読み方

東洋式の手相術、掌紋医学（中医学）、西洋手相ともに、手相を見るときには「丘」と「線」

を見ます。

「丘」とは、手のひらに現れているふくらみのことで、一般的には9つのエリアに分けて考えます。たとえば西洋手相では、木星丘・土星丘・太陽丘・水星丘・金星丘・月丘・火星丘（第一・第二）・地丘、それから、丘に挟まれたエリアの火星平原を入れて、9つに分類しています。私が手相を見るときには、丘を見て、全体の様子を把握します。

一方「線」は手のひらに刻まれたシワであり、主要なものに以下のものがあります。

生命線　スタミナ、健康状態を示す
知能線　性格、思考、適性分野を示す
感情線　人間関係、愛情表現、感情表現を示す
運命線　人生の運勢を示す

運命線はない人もいるので、生命線、知能線、感情線を基本三線と呼んでいます。意味の分からない線が出ているときは写真を撮って、あとで調べるようにしています。すべては患者が教えてくれます。

そのほかにも、手相を読み解く際に確認する主な線には、以下のものがあります。雑談程度に話をしたり、コミュニケーションをスムーズにしたりするために時間の許す限り、無駄なことをして遊んでいます。

太陽線　金運や才能、仕事を示す
財運線　金銭や財産などの金運を示す
結婚線　恋愛運、愛情関係を示す
健康線　健康状態を示す
影響線　運命線に合流する線であり、運命に影響を与える人との出会いを示す
障害線　トラブルや障害を示す
向上線　夢や希望の実現を示す

指は惑星の波動を受け取るアンテナ

このように手のひらに存在する丘と線を読み解くことで、その人の潜在意識や未来など

を理解するのが手相ですが、「なぜ、体の中でとりわけ手のひらに注目して分析するのか」というと、手のひらには宇宙が広がっていると、古代より考えられていたからです。

手相学では、指から宇宙の惑星の波動やエネルギーが入ってきて、それが手のひらに蓄えられると考えられています。

つまり、指は惑星の波動をキャッチするアンテナなのです。そしてその波動は手のひらに蓄えられ、丘を形成して、線をつくります。

こうした考え方は西洋に広がった手相でも、東洋に伝わった手相でも同様であり、線と丘がつながったとき、その丘に溜められたエネルギーが線を走り、現実に現れると考えられています。

手相は古代インドで生まれ、世界へ伝播した

手相の歴史は非常に古く、紀元前３０００年頃、古代インドで誕生したのではないかと考えられています。そして、インドを起点に東西へ伝播していきました。

西へ広がったルートでは、まず、バビロニアへ伝わります。バビロニアは、現在のイラ

クのバグダード以南にあたる地域であり、そこで手相は占星術と融合します。その後、紀元前4世紀頃にアレキサンダー大王の東征により、ギリシャに伝えられ、ギリシャ神話と融合したと考えられています。

一方、東へ広がったルートをたどると、紀元前1世紀頃、仏教とともに中国へ伝わったのではないかと考えられています。その後、日本へ伝わったのは平安時代であり、やはり仏教とともに伝わったとされています。

日本における手相の歴史を追いかけると、江戸時代後期には、中国の陳希夷《チンキイ》が宋代に著した「神相全編」が日本に伝わり、それを観相家（顔立ちや表情から、性格、気質、才能を判定する人）水野南北が日本人に分かりやすくまとめ直しました。その書物「南北相法」により、手相は庶民にも知られるようになったと考えられています。

しかし、現在日本で広まっている手相は、これに由来するものではありません。明治時代の末期、西洋文化の広まりとともに、分かりやすい「西洋手相術」が普及していき、中国に由来する手相はほぼ見られなくなってしまいました。

中国から日本へやってきた手相は、西洋で広がった手相と区別するため、「東洋手相」

と呼ばれています。東洋手相は運命を見るだけでなく、病気を診断する際の手段として用いられるなど、実用的な側面も持っていました。

「手相で病気を診断する」ということは、「非現実的だ」と思われるかもしれません。しかし、この正当性を実証した人物がいます。彼女の名前は王晨霞《オウシンカ》です。もともと彼女は中医学を学んで医師として活躍するなか、やがて遺伝子やバイオ技術などの研究も始め、１９８６年から掌紋診療の研究を始めました。

１９７１年に日本の愛知県名古屋市で行われた第31回世界卓球選手権に、中華人民共和国が６年ぶりに出場し、大会終了後に中国がアメリカ合衆国など欧米の卓球選手を自国に招待しました。このように、卓球を通して米中間で人の往来を再開させた外交はピンポン外交と呼ばれました。その後の米中、日中の国交回復へと向かうなか、中華民国に代わって、中華人民共和国を唯一の中国と認め、「二つの中国問題」に決着がつくと同時に、国連への加盟、常任理事国への昇格、その他１００カ国以上の国との国交樹立と中国は大きく世界の表舞台に躍り出ることになりました。それは、中国の医療制度にも注目されることになったのです。「はだしの医者」や「鍼麻酔《はりますい》」、そして漢方薬をはじめとした中医学でした。

鍼麻酔は患者と会話を交わしながら、病変部を探し、合併症を極力最小限にする脳外科の手術風景が実況中継されるなど、西洋医学と伝統医学を融合させた、今まで経験したことのない光景に、世界は度肝を抜かれたのでした。世界の脚光を浴びることになった中国にとって、一つの懸念事項がありました。それは、掌紋医学でした。「手相を見て、病名を診断し、薬を処方する」という、前近代的なスタイルは、世界の中心へ躍り出て近代化を進める中国にとって、否定されなければならない存在だったのだと想像できます。

そこで白羽の矢が立ったのが王晨霞医師でした。

その後、王晨霞医師は中国政府の依頼により、手相で病気を診断することの非科学性を証明するため15万人のカルテを見て西洋医学的診断による病名と手相を分析したところ、逆に診断率が非常に高いことを証明してしまったのです。国内外20万件に及ぶ１００種余りの疾病と掌紋図の関連を研究し、ある種の疾病は90％以上の診断率を達成しました。

その結果、中国政府が手相を医学に取り入れることを正式に認めましたが、中医学でも従事する医師はまだ少なく、これから大きな期待が寄せられる領域だと思います。

手相と陰陽五行

手相はインドが発祥の地といわれていますが、手相がメソポタミアに伝えられ、このメソポタミアで発達した天文学の知識が加えられました。

古代メソポタミアは、当時世界で最も天文学が進んでいました。農作物の種まきから収穫までの時期を正確に知る必要があったからでした。

陰陽五行とは、五行に月（陰）と日（陽）を足したものであり、これは太陰暦の1カ月（28日）を4等分したもの、つまりそれが1週間（七曜）のことで、メソポタミアで誕生しました。この五行の元になったのは肉眼で見える太陽系の惑星、つまり火星、水星、木星、金星、土星のことです。陰陽五行は東洋の思想ではなくメソポタミアが起源ということになります。これらの惑星を肉眼で見たときの色が五行の色にもあてはめられています。火星は赤、水星は黒、木星は碧、金星は白、土星は黄色です。このことからも陰陽五行が太陽系の星々に由来することが分かります。

手相では指の根元の盛り上がったところを丘と称し、人差し指は木星丘、中指は土星丘、

手のひらに広がる宇宙

①指は惑星の波動を受け取るアンテナ
②各丘は星の波動のエネルギーを蓄積するところ
③線と丘がつながったとき線の役割に丘のエネルギーが注がれ意味づけされる

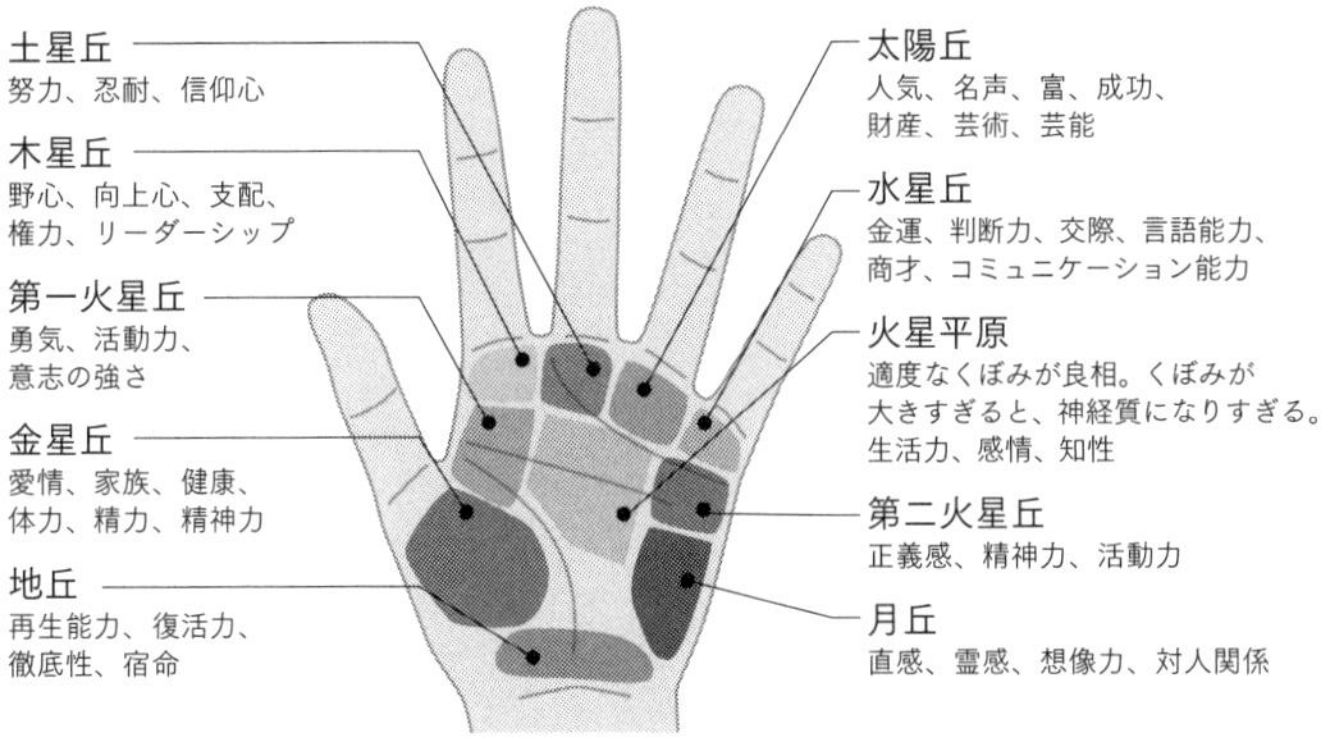

小指は水星丘、薬指は太陽丘、親指（母指球）は金星丘、親指の反対側（小指球）は月丘、手のひらの中央部分の盛り上がりがあまりない部分は火星平原と呼ばれています。手相の考えでは指は宇宙のエネルギーを受け取るアンテナのようなもので、丘はそのエネルギーや波動をためておく場所と説明されています。その丘の波動やエネルギーは特定の線と結びつくことで解放され意味が出てきます。

私たちは何か行動を起こしたり決定したりするとき、自分の顕在意識の働きによるものと思っていますが、むしろそのときに潜在意識が働いているのです。最近の手相学の考えでは、各丘は潜在意識とつながっており、その惑星の波動やエネルギーを受けているといわれています。したがって、その人の手相を読み解けば、その人の潜在意識を垣間見ることができるというわけです。

手相は、運命づけられた人生を半ば諦めて消極的に見ていくものではなく、逆に自分の潜在意識を知り、さらに書き換えることで、自分の思い描く人生に対して主体的に関わるようになるための手段なのです。

各丘がどのようなエネルギーを持っているか見ていきます。

手相には宇宙が広がっているという考えがあると同時に、「手相は脳との関係性が深い」と言う人がいます。なぜなら、手のひらにも脳と同じく深いシワが無数に刻まれているためで、双方ともシワが多いという点で共通していることから、手相は「外に出た脳」ともいわれています。

脳は人間の行動をコントロールし、過去、現在、未来の行動を決定づけるものですから、脳と同じく手相も、人の生涯に大きな影響を与えると考えられています。

手相を見て精神分析をする

私が診察をするうえでは、患者との対話を通じてその人の本質を探り、そこに五行説や五臓論など、東洋医学の叡智《えいち》を加えて、漢方薬の処方という解決策へ至ります。五行説や五臓論などから患者の症状を読み解くプロセスは、まさに患者の精神を分析する作業であり、患者というひとつの「人体」の奥深くを探求する旅路でもあります。

患者との対話や五行説などに加え、私は手相も患者の症状の「原因」を探る手段として活用しているのですが、ここでひとつの問題が浮かび上がります。

「いったい、手相は本当に精神分析なのだろうか？」という疑問です。

手相では、主に9つの丘や無数の線を見てその人の潜在意識を分析するとお話ししましたが、もし、手相で使用する丘が東洋医学でいう「五行」とリンクするものであれば、「手相は精神分析である」という仮説が成り立ちます。

もし丘が五行説に対応するのであれば、それは五臓論やエゴグラムともリンクするかもしれません。木星丘＝木＝肝＝ＣＰという式が成り立つなら、手相も精神分析といえるのではないかと私は考えます。

そうなれば、五行説、五臓論、エゴグラム、手相と、すべてを総動員して患者の治療にあたることの正当性が明らかになります。そこでまずは、「五行説、五行論、手相は、すべてリンクするのか？」を確認してみます。

左ページは上から「五行説と五臓論」、西洋手相、掌紋医学（中医学）で使用する手のひらの図です。

まず、五行説と五臓論を基に考えると「木」は「肝」と深く関連しています。

一方西洋手相では人差し指の下が「木星丘」、掌紋医学でも同じ場所が「胆囊《たんのう》」にあたります。研究者によってどの丘がどの臓器とリンクするかは若干意見が異なっており、他の研究者の解釈によると、この位置を「肝臓」とする意見もあるので、五行説、五行論、手相の見方はすべて合致するといえそうです。

五行説と五臓論

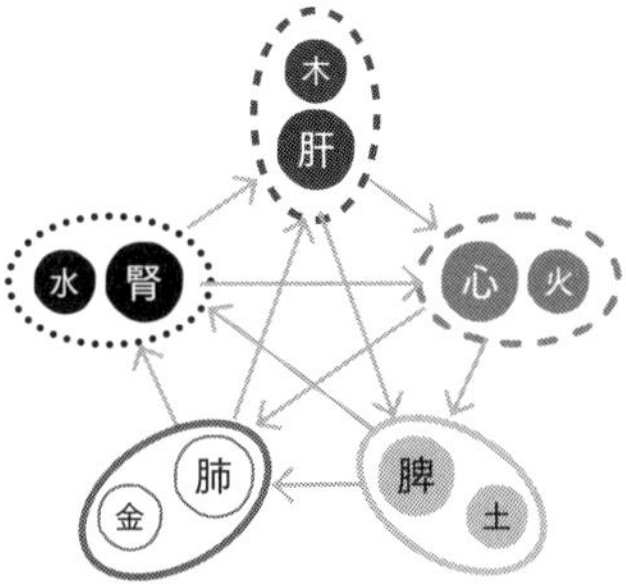

西洋手相

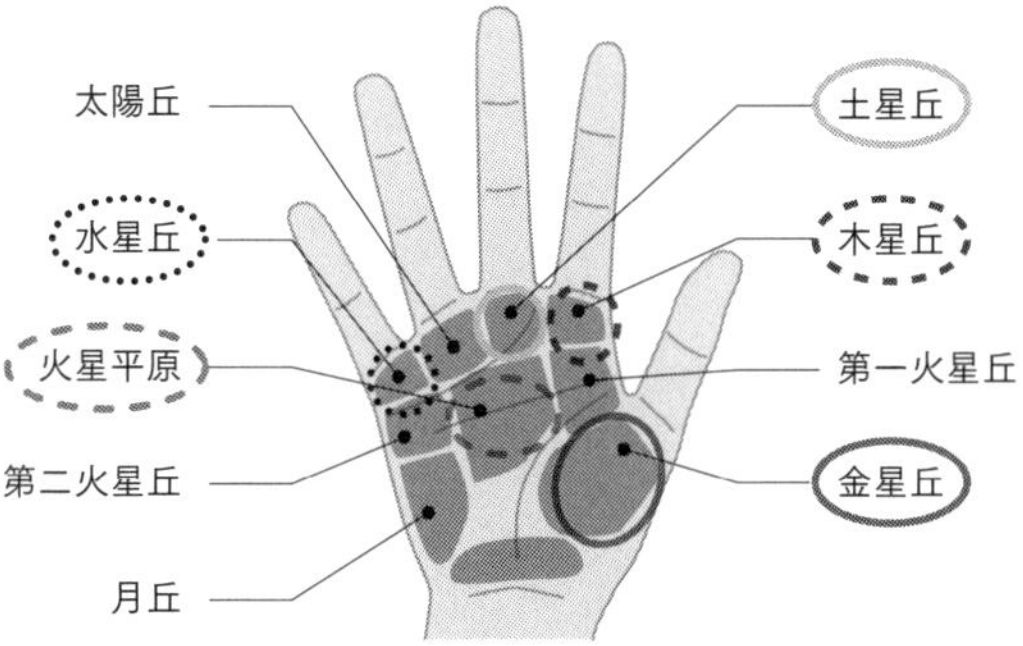

掌紋医学（中医学）で使用する手のひら

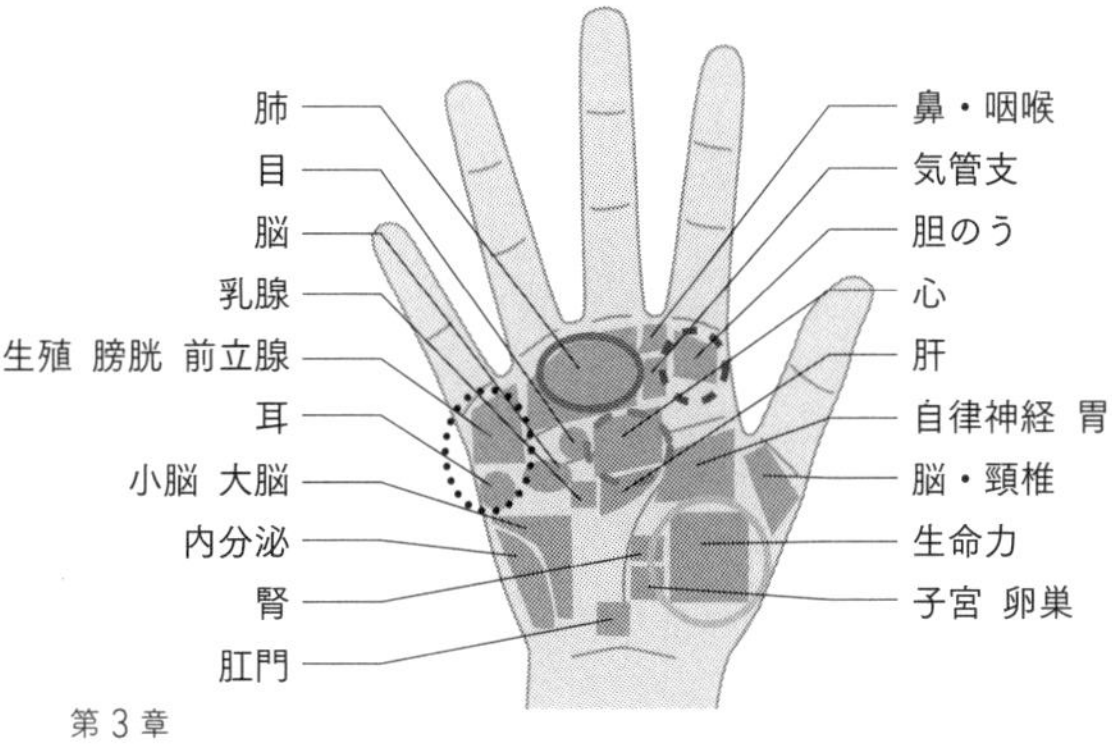

同じように、「水」の「腎」と「火」の「心」も、西洋手相や掌紋医学（中医学）の手相では場所が同じです。西洋手相では「水（水星丘）」が小指の下にあり、掌紋医学（中医学）ではその部分が生殖、膀胱、前立腺となっています。また西洋手相では「火（第一火星丘）」が人差し指の付け根にありますが、掌紋医学（中医学）では少しずれているものの、その近くに「心」があります。

これらのことから、「五行説、五臓論、手相はすべてリンクしている」という仮説がますます強く証明されていきます。

しかし「金」の「肺」と、「土」の「脾」については、五行説、五臓論、手相の見方が合致しません。

五行説でいう「金」の「肺」は、西洋手相では親指の付け根に金星丘がありますが、掌紋医学（中医学）では中指の付け根にありますし、反対に、五行説でいう「土」の「脾」は、西洋手相では中指の付け根にありますが、掌紋医学（中医学）では親指の付け根のあたりに「生命力」とあります。脾は生命力を補充する重要な臓器ですから、まさにこのエリアに該当すると考えられます。小腸、大腸などの消化管はむしろ月丘にあって、精神的な影響をかなり受ける臓器ではないかと想像できます。

それでは、これらの矛盾をどう考えたらよいかというと、まず私は単純に、「金星丘と太陽丘を入れ替えたらよいのではないか」と考えました。きっと、歴史上のどこかの地点で金星丘と太陽丘が入れ替わって伝わってしまったのかもしれません。

実際に金星丘と太陽丘を入れ替えてみている手相家もおられますので、いろいろな解釈が存在するとだけ覚えておけばいいと思います。ギリシャ神話では太陽神アポロンと金星のビーナスは、容姿端麗で美しく、アポロンは楽器などを扱い、その点から美的センス、芸術、人気、名声などの性格が後付けされ、さらに混同されていったのではないかと考えられます。

金星丘と太陽丘を入れ替えると、薬指の下は五臓の「肺」、五行の「金」になって矛盾しません。

また、「脾」は気の鍵となる臓器であるため、丘のなかで最も大きな面積を持つ母指球（太陽丘）の位置にあると考えるのが自然ですし、そもそも脾は架空の臓器であるため、手のひらのどこに位置してもよいのです。

こうして、一部の丘を入れ替えれば、「五行説、五臓論、手相」はすべてリンクするといえます。おそらく、手相が世界に拡散していくなかで、誤って伝えられたものが訂正されずにそのまま伝わったものと考えられ、ゆえに、「手相は精神分析である」という確信を持つことができるのです。

エゴグラムと手相

次に、手相とエゴグラムの関係性を考えてみます。各丘が持っている特性とエゴグラムが一致すれば、「手相とエゴグラムはリンクする」ということができます。

手相はギリシャへ伝播した際にギリシャ神話と融合した歴史から、各丘はそれぞれギリシャ神話と深いつながりを持っています。

たとえば「太陽丘」は太陽神のアポロンと関連し、その神は生命エネルギーの象徴であるという言い伝えから、太陽丘は「成功の丘」ともたとえられ、ここが発達していると、人を惹きつける魅力に溢れ、美的センス、表現力、物質運、才能などがあるとされています。

このようにすべての丘はそれぞれギリシャの神々と関連し、その神々の性格を持っています。そのため、丘の性格がエゴグラムとリンクすれば、手相とエゴグラムはすべて精神分析である、ということができます。

結論からいうと、それらはすべてリンクしています。

各丘の惑星の特性とエゴグラムの意味をまとめた表を見ると、「惑星」「手相の意味」「エゴグラム」がすべてリンクし、統一した意味を持つことが明らかです。

木星は向上心、野心、支配力、統率力などの性格を持つとされますが、それはエゴグラムでいうと「厳格な父のような支配性（CP）」に該当します。五臓でいえば、深いつながりを持つ臓腑は「肝」であり、たましいは「魂」、七情は「怒」となります。「向上心や野心を持つ人は怒りっぽく、イライラしやすい、他人に批判的であり、懲罰的で、怒りの感情が高まると肝を傷つける」という一連の解釈が、この表からも明らかです。

同様に、「火」「土」「金」「水」の惑星についても、エゴグラムや五臓との関係性が見え

各丘の惑星の特性はエゴグラムの意味と一致すると考えられる

惑星	手相の意味	エゴグラムと五臓	エゴグラムの意味	統一した考え
木	向上心や努力、野心や支配力、名誉、独立、統率力	CP 肝 魂 怒	理想、良心、批判、正義感、責任、理想追求、社会秩序の維持、懲罰的	支配　指導
火	闘争心、決断力、行動的、積極的、意思の強さ 反抗心、気の強さ 忍耐力、粘り強さ、正義感、義侠心、反骨精神、ライバル意識、抵抗力	FC 心 神 喜	直感的、衝動的、快感、天真爛漫、芸術的、創造的、表現力	情熱 積極的 喜んでする
土	真面目さ、忍耐力、持久力、慎重さ、冷静さ、思慮深さ、抑制力、孤独	A 脾 智 思	理性的、論理的、客観的、冷静	思慮深さ 理性的
金	恋愛、健康、美容、家族・親戚、生まれ育った故郷	NP 肺 魄 悲	無償の愛、慈悲、共感、思いやり、保護、世話、受容	無償の愛 思いやり
水	コミュニケーション能力、合理的、財運	AC 腎 精 恐	消極的、気がね、協調性、恐れ、従順、憂鬱、不安、慎重、依存、自身のなさ	協調的　恐れ

てきます。火星は闘争心、行動的、反抗心、忍耐力などの性格を持つとされますが、それはエゴグラムでいうと「自由な子どものような奔放性（FC）」となり、五臓でいえば、「心」、たましいは「神」、七情は「喜」となり、「情熱的で、喜んで積極的に何かをする人」という性格が浮かんできます。

火星は第一火星丘、第二火星丘、火星平原と3カ所に分かれて存在しています。そのためかエゴグラムで見た火の意味が薄れた感じですが、「他人が嫌がることでも積極的に喜んで実行する」と読み替えると勇気や闘争心といった感情と共通するのではないかと思います。また他人と戦っても自分の欲望を満たそうとする気持ちは快楽的とも考えられます。金星丘は本来の薬指の下と考えています。太陽丘は親指の付け根と考えて図表を作っています。

つまりこれらのことから、手相、エゴグラム、五臓はすべて精神分析であるといえるのです。

次に手相の見方については「三大線」と呼ばれるものがあります。三大線とは生命線、知能線、感情線のことであり、それぞれ図のところに位置します。これは西洋手相独自の呼び名で、日本手相や掌紋医学にも独自の呼び名があるのですが、一般にもこの呼び名が浸透しているので、そのまま使っていきます。

生命線は健康状態や体力を、知能線は能力や生活力を、感情線は情の深さや感情全般を示すもので、この3つを見ることで、その人の人となりや現状を大まかに理解することができます。

そのほかにも線は無数にありますが、診察では患者の話を聞きながら、該当しそうな線を探したり、あるいは、左右を見比べて「右にはあるけれど左にはない」「右は長いけれど左は短い」など、違和感のある線を見つけたりします。

線を見るときには、その線の刻まれ方にも注目します。まっすぐ太く、健康的に刻まれている線もあれば、波打っていたり、ギザギザしていたり、途中で二股になっていたりする線もあります。

そのように、刻まれ方が変化している線は何かの異変を伝えていることが多いのです。例えば「姉妹線」といって、主な線のすぐそばに並行して線が現れていることがあります。この場合は、主な線の持つ意味を強める働きがあります。

また、不規則な短い線が連なっている「切れ切れ線」の場合には、弱々しい見た目どおり、その線が持つ意味を弱める働きがあります。一本線の先端がY字状に分かれている「二股線」は運が良くなるサインであり、三股線ならより幸運のサインと考えられています。

このように、線の刻まれ方によっても意味合いは異なっており、どこにどんな線が描かれているかによって、その人の現状や運勢を読み取ります。

三大線はこの3つ

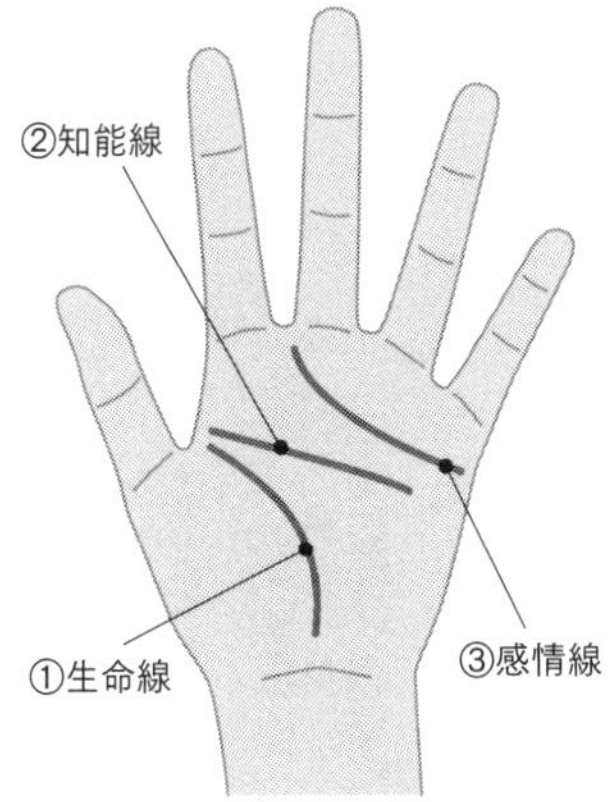

西洋手相	日本手相	掌紋医学
感情線	天線	1線
知能線（頭脳線）	地線	2線
生命線	人線	3線

線の名前	特徴
①生命線	人差し指と親指の中間あたりを起点として金星丘を囲むように下に伸びる線。健康状態、体力などを表す
②知能線	人差し指と親指の中間あたりを起点として手のひらの中央または斜め下に伸びる線。能力、生活力などを表す
③感情線	小指下側から人差し指に向かって伸びる線。喜怒哀楽など感情全般を表す

線のほかに、手のひらには記号やマークが示されることもあります。各線上に現れる場合、これらの記号やマークは「障害マーク」と呼ばれ、一般的には次の8種類があります。

×（バツ）、＃（シャープ）、※（米）、〆（島）、☆（星）、△（三角）、□（四角）、○（丸）

それぞれのマークには意味があり、格子状のマークが現れる場合には大抵の場合、運気の停滞や緩やかな衰退を示しますし、星マークが現れる場合には、良くも悪くも突然の変化を示します。

手相の主な紋とその意味

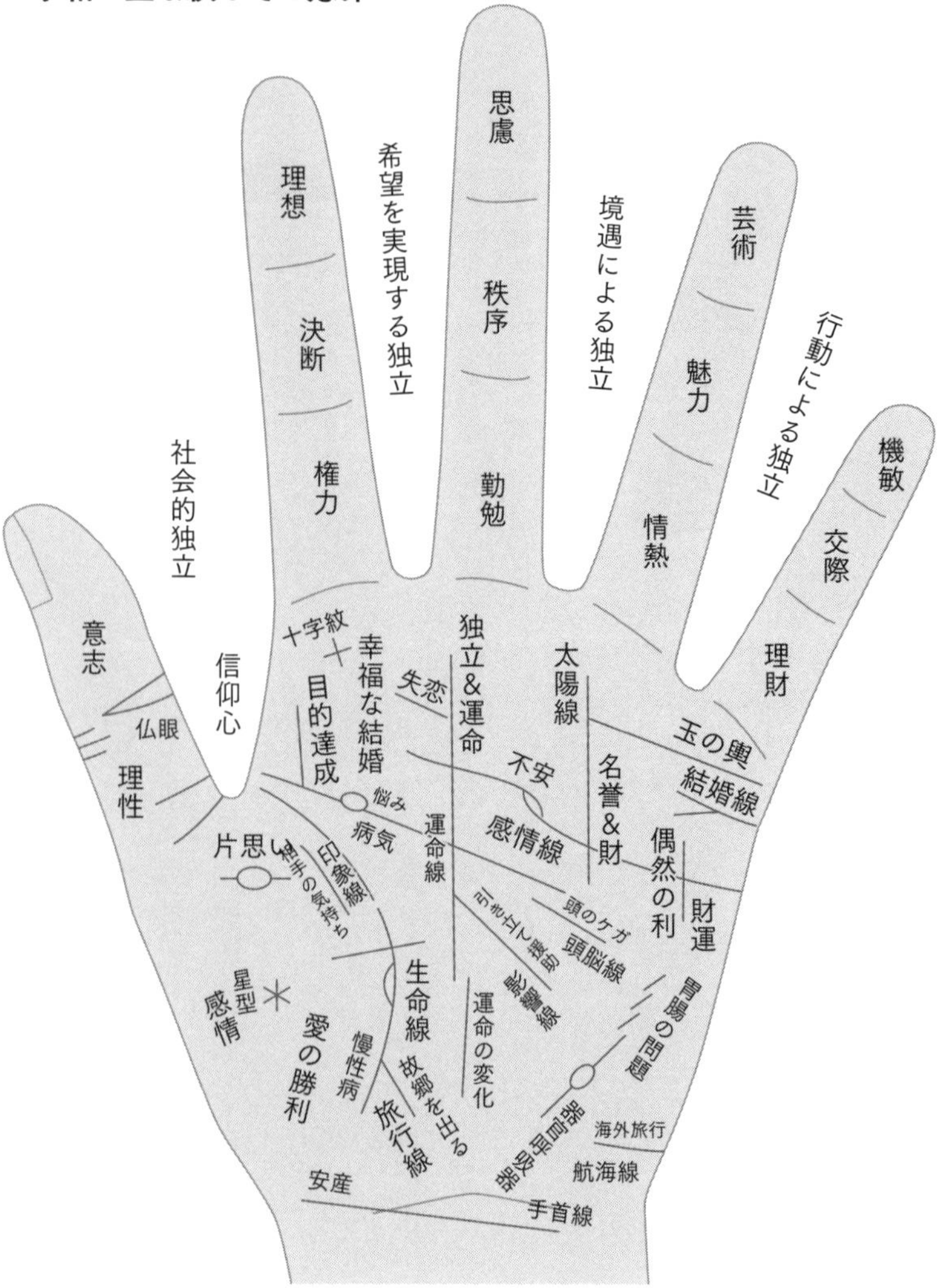

このようなマークのうち、症状の悪化で変化するマーク（紋）のことを「病理紋」といいます。どんな紋が現れるかによって、症状の重症度は異なっており、たとえばバツ印や、クロスの形をした十字紋が出た場合には、失調や炎症が生じている証拠とされますが、病状はまだ軽く、早期もしくは回復期にあると理解されます。

反対に、島紋といって、線の一部が円形あるいは楕円形に膨らみ、島のように見える形状になっている線があると、病状が重いサインと考えられます。

島紋は腫瘍や腫れ物と関連が深く、島が大きければ大きいほど、臓器が弱くなっていることを示します。

しかしこれらの障害マークが線以外のところに単独で出現する場合は、吉兆とされることもあるので、線との絡みがないかよく確かめてみるとよいです。

注意したいのは、「これらの障害マークは永遠に変わらない」のでも、「一度、発生したら消えない」のでもない、ということです。

障害マークだけに限らず、シワも含めて手相は刻々と変わっていきます。生まれてから

症状悪化で変化する障害マーク

症状	名称	対応する臓器の状態	症状の度合い、その他特徴	障害マークの形例
軽い ↑（回復期）	×紋　十字紋 （バツ）（ジュウジ） （クロス）	失調・炎症	・早期もしくは回復期 （×紋より十字紋が注意） ・一般的手相学では場所により 「吉凶分かれるサイン」	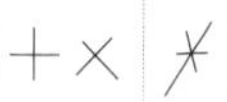
	△紋 （サンカク） （トライアングル）	疾患進行中	・十字紋と※紋の間の症状 ／動脈硬化蓄積 ・一般的手相学では 「努力が報われるサイン」	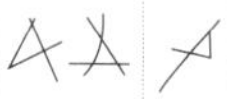
	#紋　□紋 （イゲタ）（シカク） （スクエア）	炎症の長期化 疾患の慢性化	・変化が遅く気づきにくい ／手術・外傷の跡 ・一般的手相学では 「難を逃れるサイン」	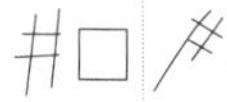
	※紋 （コメ）（スター）	うっ血・出血 重症化	・症状期間が長く重い ・一般的手相学では 「ラッキーサイン（スター）」	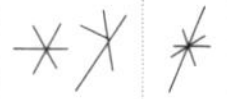
↓ 重い（期間長引く）	島紋 （シマ）（アイランド）	腫瘍・腫れ物	・小さくても要注意 （大きい島紋は臓器の弱りを示す） ・一般的手相学では 「アンラッキーサイン」	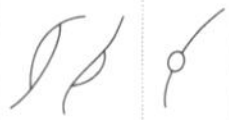

死ぬまでずっと同じ手相を持ち続ける人はいません。子どものときにはうっすらとしていた線も、年齢を重ねるにつれて線が濃く、深くなっていくものですし、以前は見られなかった紋が、気づいたら存在していた、ということもあります。

　太った、痩せたといった変化もシワに自ずと反映されてきますし、生活環境が変われば、それに応じて手相も変わります。将来、ピアニストになるか、工事現場の作業員になるかでも手相は変化するでしょうし、さらに家庭を持って水仕事が増えれば、手相も大きく変わります。

　そうした環境の変化だけでなく、自分の気持ちの変化や精神的な成長でも、手相は変わってきます。

一般に、手相は10代、20代、30代に変化しやすいとされています。なぜかというと、この時期は一生のなかでも成長と変化が大きな時期だからです。
学校を卒業して社会人になり、結婚して家庭を持ち、会社では責任の重い仕事に就くなど、人によって環境の変化はさまざまです。

特に運命線は、10代の頃にははっきりしていなかったのが、次第に濃くはっきりとしてくるなど、変化が顕著な線といわれています。

爪は毎日少しずつ伸びますし、髪の毛も眉毛も、目には見えないスピードですが、確実に伸びています。

これらと同じように手相も少しずつ毎日変化を重ねているといわれています。ただし爪や髪の毛などと手相が違うのは、自分でその変化をつくり出すことができる、ということです。

手相が五行説や五臓論、エゴグラムとリンクするということは、手相は潜在意識を示しているということです。

人間の行動は潜在意識によって方向づけられていますから、手相を読み解くことによって、「いま、自分がどんな潜在意識によってプログラムされているのか」を知り、そして「自分が本当に進みたい方向」を見定めることができれば、確実に足は視線の先へ向いていきます。そのため、手相を正しく読み解くことができれば、「潜在意識が自分に何をさせようとしているか」を理解できる、ということになります。

つまり、その人の行動が変われば自ずと手相もそれに見合ったものへ変化していきますし、潜在意識が変われば、生活習慣が変わり、生活習慣が変われば、環境が変わり、運命も変わります。

つまり、運命や未来は潜在意識がもたらす結果なのです。

手相は決して一定のものではなく、絶えず変化しているものであるということをまずはしっかり理解してほしいと思います。

実践1・感情線に見る人の行動や性格

一例として、感情線を取り上げて手相の見方を解説します。

感情線とは文字どおり、感情に関することを主る線です。感情の表れ方や愛情パターン、感受性、性格の傾向などを見ることができます。

感情線は水星丘（小指の下にあるふくらみ）の下あたりから、中指や人差し指のほうへ向かって、なだらかなカーブを描いて伸びています。

一般的には、中指と人差し指の間くらいまで伸びているとされています。この線がはっきりと濃い人は、神経が図太くて心を強く持っている人といわれます。性格的にも素直で、人の感情に同調したり、感動したりしやすい傾向にあります。

ただし、時には感情的になることもあり、他人と衝突することも少なくありません。また、他人と衝突したとしても自分からあとへ引くことはあまりないとされています。

反対に、感情線が薄い人は心が繊細なタイプが多いといわれています。ショックから立ち直ったり失恋から復帰したりするのに時間がかかります。思いやりはありますが、他人の痛みを感じることが苦手であるため、他人から誤解を招くことも少なくありません。また感情表現もあまり得意ではなく、例えば自分の恋心をうまく表現できないため、片思いになりやすいという特徴があります。

線が薄い

感情の表出や受容が弱い。

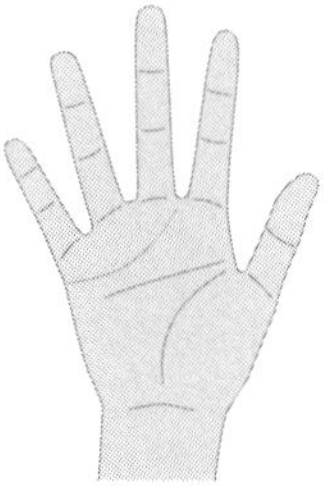

ショックから立ち直ったり、失恋から復帰したりするのに時間がかかる心が繊細なタイプの人は感情線が薄い。
思いやりはあるが、他人の痛みを感じることが苦手なので、誤解を招いてしまう。自分の恋心をうまく表現できないので、片思いになりやすい。

切れ切れの感情線

感情のコントロールが苦手。
一本筋が通っていない。

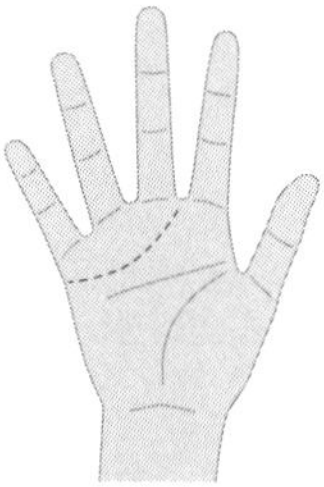

あるきっかけで感情の抑えが利かなくなり暴走してしまうことがあることを表す。
ストレスをため込み過ぎるとふとしたときに大爆発してしまうことも。
普段おとなしくても一度キレると手に負えなかったりするのでストレス発散の方法を身に着けておくとよい。
短気で気まぐれであったり、恋愛面では浮気っぽかったりすることもある。しかし、もともとそのことを頭において冷静な行動をすることができれば､問題ないといえる。

鎖状の感情線

「ああでもない、こうでもない」
といつまでも
悩んでしまう不安症

補腎剤の使用を考える。

腰痛や耳の症状に注意。

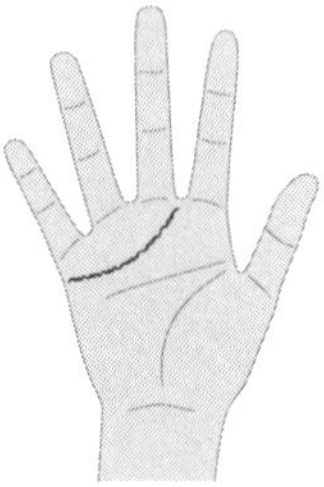

細かいことが気になり、神経が敏感な人はこのような相が出ることがある。しかし、その過敏さをマイナスにもっていくのではなく、繊細な仕事や感性を活かすことのできる技術や芸術の分野に携わることで才能を発揮することができる。

気遣いがとても上手なので異性に好かれるタイプ。
しかし、他人を気にしやすくそれによってストレスをため込んでしまうこともあるので、対人関係の面で注意が必要。

先が三股に分かれている

人に嫌われることを
恐れている
→腎虚

気を使いすぎて疲れている
→脾気虚

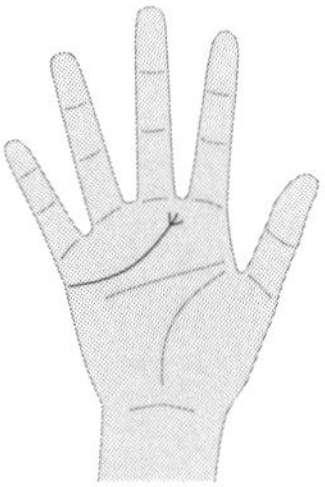

あちこちに気を使うタイプ。
八方美人ともいう。
人に好かれたいのではなく、人に嫌われたくなくて気を使っていることが多い。

とても社交的でそつがない。
周囲に対して明るく、親切で初対面の人にも対応できるため、異性にかなりモテる。

●二重感情線

感情線の意味が
強調されている。

通常の人の２倍の
感受性がある。

感情的すぎる場合は
問題で脾気虚になりやすい。

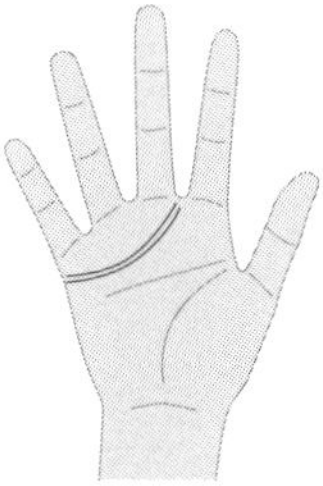

情熱的であったり異性を惹きつけるカリスマ性を兼ね備え､周囲から（特に異性から）憧れられる傾向がある。
愛情深くて世話好き。
反面、起こったら激しくて怖い。
物事に動じない冷静さがある。
働き者で、仕事は好きなほう。
魅力があり、異性にモテる。
浮気、不倫の傾向がある。

●感情線上の島

島というのは、主に主線の
上できた2～5mmくらいの
大きさの円形をしたしるしの
事を指す。

うつ病になりやすい。

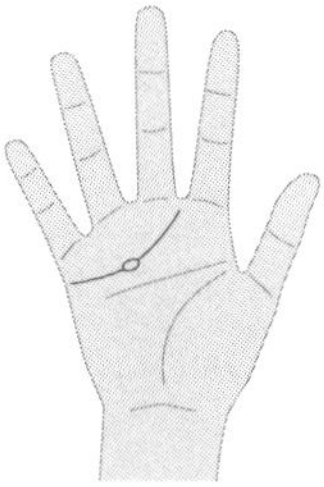

これは停滞期や消耗、スランプといったものを指している。恋愛や人間関係においてなにかとトラブルに遭いやすいとされている。この島の位置が薬指の下あたりにあるときは眼の病気に注意するようにし、小指の下あたりのときは婦人科系の病気に注意することが大切。

●まっすぐな感情線

感情の起伏が少ない
クールなタイプ。

悩みは少ない分
人間味にも欠ける。

絵画の展覧会やコンサート
など五感を刺激して感性を
高めるようにする。

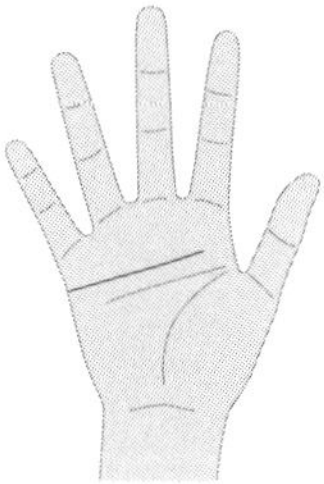

思ったことをそのまま口にしてしまうが、情に流されることなく人間関係について合理的に向き合うことができる。付き合ったら損をするか？得をするか？ということを無意識ながらに考えて人と付き合う傾向があり、それは恋愛についても同じで、愛情よりもほかの条件が重視されることが多い。

●線が
はっきりとしている

感情の表出や受容が強い。

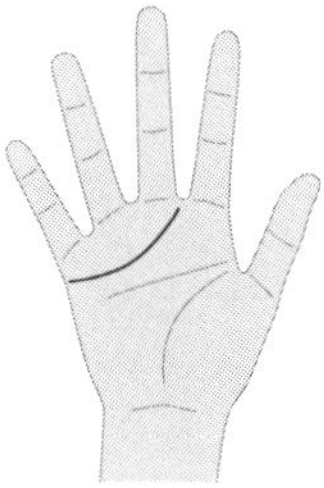

この線がはっきりとしていて濃い人は神経が図太くて、心を強く持っている人。
性格的にも素直で、人の感情に同調したり感動したりしやすい傾向。
感情的にもなりやすいので、他人と衝突することは多くなるが、あとに引くことはあまりない。

感情線が切れ切れだった場合にはどうかというと、「感情のコントロールが苦手なタイプ」と見ることができます。あるきっかけで感情の抑えが利かなくなって暴走をしてしまったり、ストレスを溜め込みすぎるとふとしたときに大爆発を起こしてしまったりすることがあります。

普段はとてもおとなしい人柄なのに、一度キレると手がつけられなくなるのもこのタイプです。もし自分の感情線が切れ切れだった場合には、あらかじめ「自分はキレやすいタイプである」ということを自覚し、「ストレスが爆発する前に、上手に発散する方法」を身につけておくと、周囲に迷惑をかけたり、自分が苦しくなったりすることを避けることができるかもしれません。

それから、感情線が鎖状の人はナイーブなタイプです。気遣いがとても上手なので、異性に好かれるタイプですが、その一方、他人を気にしやすく、ストレスを溜め込んでしまいがちな一面もあります。

また、「ああでもない、こうでもない」と悩みがちな不安症で、細かいことが気になり

症例1　二重感情線　一方は切れ切れになっている

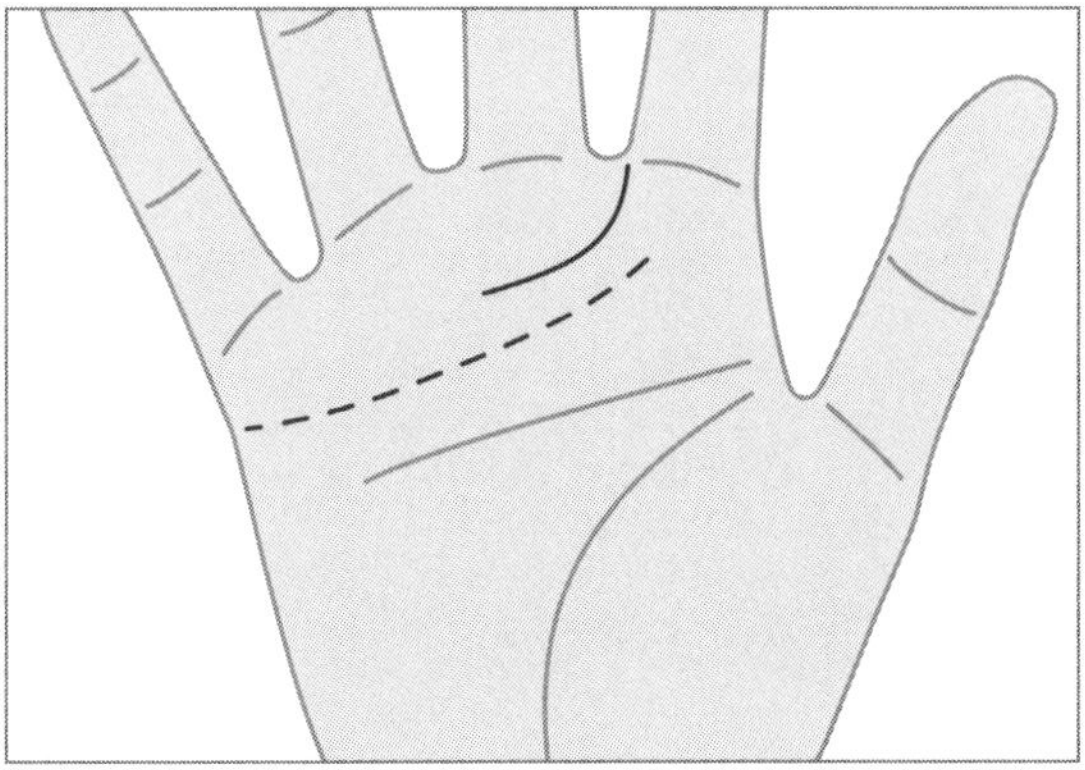

女性　46歳

10日ぐらい前から動悸がするようになった。

「ああなったらどうしよう」という感情が抑えられない。

２年前、夫が腎臓がんになりとても心配し、それ以外のいろいろな病気に対しても心配するようになった。以前、円形脱毛症になったことがある。その後、ちょっとした行き違いで娘のママ友とトラブルになったことがある。

漢方的所見

脈　：沈
舌　：周囲紅　やや厚白苔　歯痕
　　　舌下静脈怒張なし
腹診：胸脇苦満（±）　小腹不仁
処方：柴胡桂枝乾姜湯　八味地黄丸
経過：次第に動悸はしなくなったが、現在継続投与中

小指の下からスタートした感情線が切れ切れになっていて、感情をコントロールするのが不得手だと分かる。しかも先端は2～3本に分かれていて、脈は弱くて、自己肯定感が低く、他人の評価を気にしがち。さらに人差し指の下まで伸びており、他人に口うるさく言いそうな感じ。怒りっぽいところがあって心配性で、他人とトラブルを起こしやすいのも頷ける。

もう一方の感情線は人差し指と中指の間に入り、非常に感情的な人だと分かる。

胸脇苦満があるが軽度で、柴胡桂枝乾姜湯にして、小腹不仁もあり不安感も強いので八味地黄丸も合方した。

ます。しかしその過敏さをマイナスに受け取るのではなく、「自分には繊細な感覚がある」とポジティブにとらえ、細かな作業を必要とする仕事や、アートなど感性を活かすことのできる分野に携わることで自分の才能を遺憾なく発揮することができます。

また、不安症を改善するには、不安という感情と深い関わりを持つ腎を強化することが役立ちます。不安症を治したい場合には、補腎剤の使用を考えてみるとよいかもしれません。

そして、感情線が二重になっている「二重感情線」の場合は、感情線の意味が強調されていることから、通常の人の2倍くらい感受性が豊かとされています。情熱的であり、異性を惹きつけるカリスマ性を兼ね備えており、周囲から憧れの存在になる傾向があります。また人の世話をすることが好きで、とても愛情が豊かなタイプです。

しかしその反面、怒ったらとても激しく、怖い人と恐れられます。感情的すぎる場合には気が消耗し、脾気虚《ひききょ》になって、食欲不振、味覚の低下、食後の眠気、腹部の張り、下痢や便秘といった便通障害、疲労感、手足の重だるさ、体重や筋肉量の減少などの症状が出やすくなります。脾気虚に効果的な漢方薬としては補脾剤があります。

感情線の先が三股に分かれているタイプは、あちこちに気を使うタイプです。悪くいうと八方美人の性格で、人に好かれたいのではなく、人に嫌われたくないと思って気を使っていることが少なくありません。

非常に社交的で常にそつがなく、周囲に対しても明るく親切です。

その反面、人に嫌われることを恐れるため、不安が募って腎虚になりやすくなります。腎は泌尿器系、生殖器系、ホルモン代謝系、カルシウム代謝系、自律神経系、免疫系など非常に幅広い働きをするため、この機能が衰えると、人間の生命力そのものが低下してしまいます。具体的には、不妊症、精力減退、生理不順、足腰のだるさ、疲労感、風邪をひきやすい、抜け毛、白髪、冷え症、物忘れがひどい、骨折しやすい、頻尿、尿漏れ、失禁、前立腺肥大症、めまい、耳鳴り、食欲不振、下痢しやすい、お腹が冷たいなどさまざまな症状を引き起こします。

また、人に気を使いすぎて疲れることで、脾気虚にもなりやすく、そうした症状を改善するために、補腎剤や補脾剤が必要になることがあります。

そして、短い感情線がまっすぐ手のひらの真ん中あたりで終わっている場合があります。この手相は、感情の起伏が少ないクールなタイプの人に多く見られ、悩みは少ない分、人間としての魅力にも欠けるという一面があります。

　思ったことをそのまま口にし、情に流されることがないので、合理的に人間関係を築こうとします。「この人と付き合ったら損をするか？　得をするか？」ということを無意識に考える傾向があり、恋愛においても、「相手を愛しているか？」より、ほかの条件を重視して結婚を決めるタイプです。

　合理的な思考で悩みも少ないため、本人は生きづらさを感じることは少ないかもしれません。しかし「人間としての魅力がいまいち」という側面もあるため、たとえばアートに触れるなどして五感を刺激し、感性を高める努力をすることで、人間としての深みを出すことができるかもしれません。

　それから、感情線の上に島（2〜5㎜くらいの円形または楕円）ができた場合は、停滞期や消耗、スランプの暗示かもしれません。

　特に恋愛や人間関係においてトラブルに遭いやすいとされています。この島が薬指の下あたりにある場合は、眼の病気に注意し、小指の下あたりにあるときには婦人科系の病気に注意が必要とされています。

また、人間関係のトラブルに巻き込まれることで、うつ病になりやすいともいわれています。

うつ病については「肝うつ」「脾うつ」「腎うつ」の3パターンがあります。それぞれに応じて、理気剤、補脾剤、補腎剤が適用となることがあります。

感情線の先端が木星丘（人差し指の下のふくらみ）に入る人は、とてもまじめで誠実な人です。理想を高く持ち、常に向上心を持って情熱的に生きようとします。

その反面、感情のコントロールが苦手で嫉妬心や独占欲が強くなる傾向があります。そのため、今の状況に不満を感じたり、心配を抱え込んでしまったりすることがあります。

このタイプは典型的な、五行説でいえば「木」、エゴグラムでいえば「厳格な父のような支配性（ＣＰ）」にあたるタイプです。

理性と責任感を持って行動し、社会秩序を守ることに熱心です。責任感が強く、理想を

●先端が木星丘に入る

支配・指導

木　CP　肝　魂　怒

理性、良心、批判、正義感、
責任、理想追求、社会秩序、
懲罰的、支配的、指導的

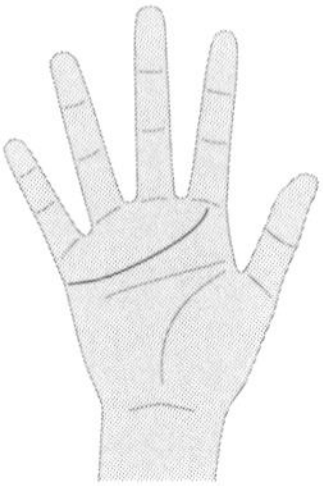

他人やその場を支配して思いどおりにしたいと思う。

思いどおりにならないとイライラや怒りになる。

気滞になりやすく柴胡剤を考慮する。

とてもまじめで誠実。理想を高く持ち、常に向上心をもって情熱的に生きる人。感情のコントロールが苦手で感情が強く出てしまうと、嫉妬心や独占欲が強くなる傾向がある。嫉妬深くなったり、情熱がありすぎたりするので、今の状況に不満や心配を抱え込んでしまうこともある。

ソロモン環があれば、カリスマ性が高く思いどおりにいくのでイライラはしない。

●感情線が土星丘に入る

土　A　脾　智　思

理性的、論理的、客観的、
計画的、冷静、思慮深い

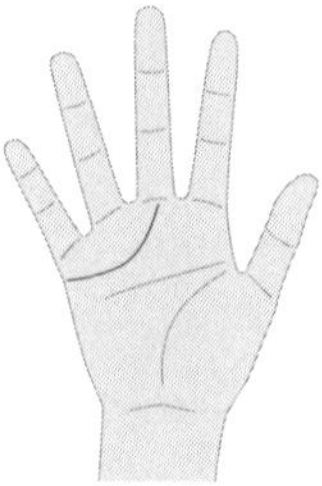

行き過ぎた理性。

徹底した損得勘定
自己中心的でわがまま。自分が損することはしようとしない。

血も涙もない。

自分さえよければ相手がどう考えていても気にしないタイプ。

恋愛では熱しやすく冷めやすい。とても計算高く、行動力がある。たとえ片思いでもあきらめず、両思いになるために戦略を練って積極的に行動する恋愛傾向にある。

●感情線が人差し指と中指の間に届く＝土星丘から離れた感情線

土　A　脾　智　思

理性的、論理的、客観的、冷静
理性的の反対＝感情的

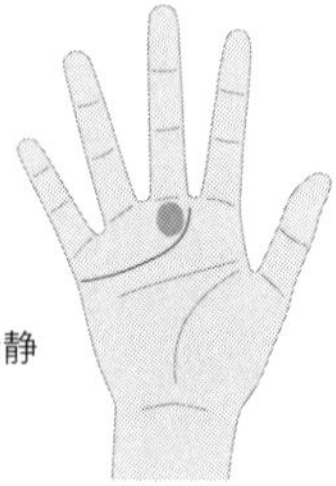

愛情が深くやさしいが、気持ちのコントロールができないタイプ。

かわいそうと思ったらなんでもしてしまう。

感情と理性のバランスが悪い。

脾気虚になりやすい。

思いやりがあり親切だが度を越しておせっかいになりがち。

人差し指と中指の間に入り込む感情線は、消化機能が弱いことを意味している。これは感情・情緒と消化機能が関係しているためと思われる。

●感情線が第一火星丘に入る

火　FC　心　神　喜

情熱的、喜んでする

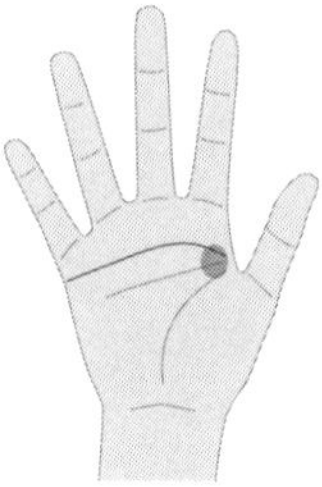

愛情がとても深く、親切な性格。

人が良すぎて損をすることもあれば、逆におせっかいが過ぎてうんざりされることも。

親切が過ぎるため、相手の些細な言動にまで口を出したがる。

何か言ってあげるのが親切や愛情と思い込んでいる。

そして親しくなるほど、より頻繁に口を出したがる。

このため、相手に「ウザイ」と思われることもある。

追求するあまり懲罰的、支配的になりがちです。

他人やその場を支配しようとして、思いどおりにならないとイライラを感じたり、怒りを溜め込んだりします。そうした怒りは肝を傷つけ、気の流れを滞らせます。この場合には柴胡剤の処方を検討します。

続いて感情線が土星丘（中指の下のふくらみ）に入る場合、土星丘は理性を司るところであるため、徹底して理性を働かせるタイプといえます。また、損得勘定も徹底しており、自己中心的でわがままであり、自分が損することは決してしようとしません。「自分さえよければ」という気持ちがあり、それについて相手がどう感じようとも一切気にすることがありません。

恋愛では熱しやすくて冷めやすく、計算高くて行動力もあります。たとえ片思いでもあきらめず、両思いになるために緻密な戦略を練って、積極的に行動します。

この感情線が土星丘から離れ、人差し指と中指の間に入ってくると、今度は感情的な人柄を示すようになります。情が深くてとても優しく、気持ちのコントロールができません。

かわいそうと思ったらなんでもやってあげたくなり、場合によってはおせっかいになりがちです。

このような人は感情と理性のバランスが悪いことから気の消費が激しく、脾気虚になりやすいと考えられます。

また、人差し指と中指の間に入り込んだ感情線は、消化機能が弱いことを示しています。これは、感情や情緒と消化機能が関係しているためと考えられます。

東洋医学でいう脾とは、西洋医学の「脾臓」とは異なり、食べ物や飲み物を取ることを通じて気や血を生みだす中心的な臓器とされています。つまり西洋医学でいえば脾臓よりも、むしろ胃腸（消化機能）の役割に近く、人体における「工場」のような存在です。

食べ物は口、食道、胃、小腸、大腸、肛門へと、前へ前へ運ばれながら消化と吸収が進みます。このように、食べたものや飲んだものを消化吸収して栄養に変化させ、前へ運ぶことを、東洋医学では「運化《うんか》」といい、これは脾が司る機能です。

そして、考えを「前へ前へ」と進めていくことは「理性」に例えることができるため、運化の工程を司る脾は、理性の象徴ということができるのです。

しかし、脾本来の機能と逆のことをすれば脾の機能は弱まります。つまり、理性の反対は感情であり、感情的な行動をとる人は脾気虚になりやすいと考えられるのです。脾気虚を改善するには、感情のコントロールが重要です。

感情的になりやすい人とは、どのような人かというと、一例として以下のタイプが挙げられます。

●**完璧主義者**

気が済むまでとことんやってしまう。しなくていいことまでやってしまう。

●**自己肯定感が低い人、承認欲求が強い人**

「どうして自分のことを分かってくれないのか」「あの人はいつも私の言うことに反対する」などの気持ちにとらわれている。

●**物事へのこだわりが強い**

「これは記念の品だから壊れていても捨てられない」といい、なんでも取っておきたがる。捨てられている犬や猫を何匹も拾ってくる。

- 他人のことを自分のことのように考える
- 災害や事件のニュースを冷静に見ることができない。相談事を聞いていると一緒に泣いてしまう
- 頼まれると断れない

　このような場合には脾気虚になりやすく、気のエネルギーが不足しがちですから、補脾剤が役立つかもしれません。

　次は感情線が第一火星丘に入るタイプについて考えてみます。

　第一火星丘とは、人差し指と親指の間にあるふくらみのことをいいます。積極性や攻撃性を意味し、このふくらみが豊かな人は行動力に優れ、決断力や闘争心が高く、反対にふくらみが貧弱な人は消極的な傾向が強くなるとされています。

　この第一火星丘に感情線が入っている場合は、五行説でいう火、エゴグラムでいう自由な子どものような奔放性（ＦＣ）に相当します。愛情がとても深く親切ですが、親切がすぎるため相手の些細な言動にまで口を出したがる場合があります。

症例2　感情線が鎖状にもつれて、先端が3本に分かれている

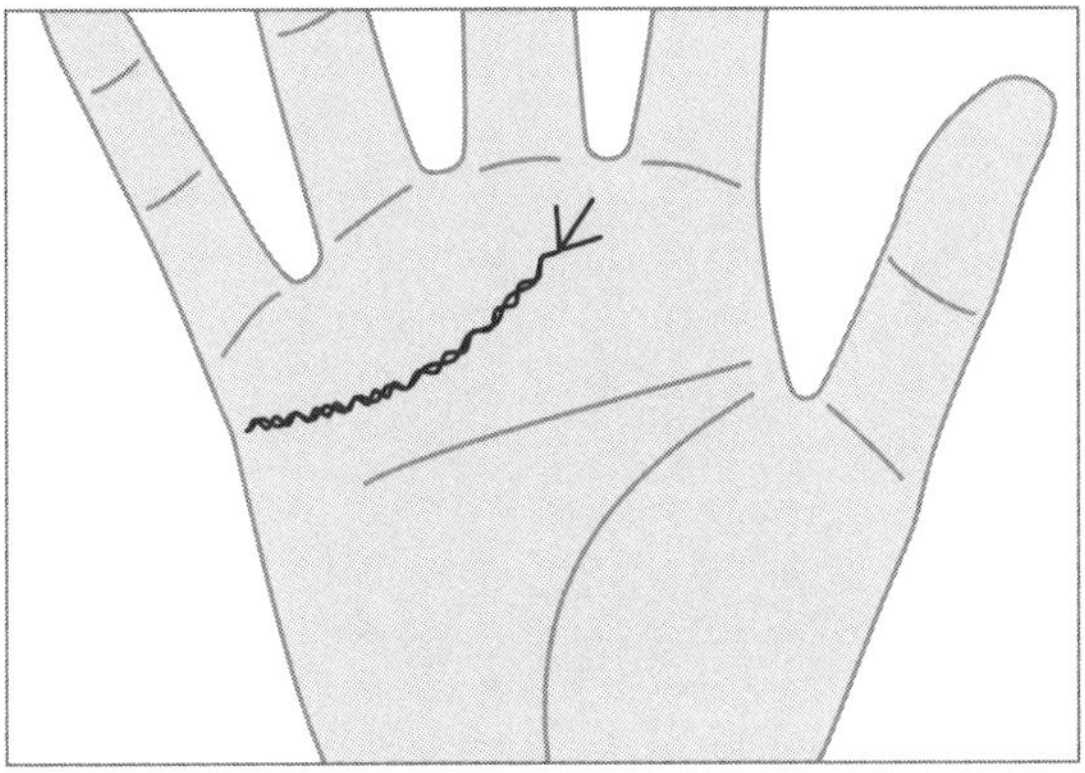

女性　46歳　不眠　不安　動悸
他人に気を使って疲れてしまい眠れない

３～４年前から不眠で寝つきが悪くなり、途中で何度も目が覚め、そのたびに動悸がするようになった。職場で他人の悪口を聞かされたり、嫌いな人と会わなければならないと思ったり、自分でも些細なことと思っても不安になってしまう。多少ののどのつかえた感じがあり、他院にて、半夏厚朴湯、加味帰脾湯を処方されたが、あまり効いていない感じがする。

漢方的所見
脈　：沈
舌　：淡紅　薄白苔　歯痕　裂紋
　　　舌下静脈怒張（-）
　　　STAI　66/43

処方：桂枝加竜骨牡蛎湯
　　　八味地黄丸
経過：1週間後不安感が取れ
　　　眠れるようになり、動悸もしない

胸脇苦満があるが軽度で、柴胡桂枝乾姜湯にして、小腹不仁もあり不安感も強いので八味地黄丸も合方した。

特に関係性が親しくなればなるほどより頻繁に口を出したくなり、相手には「面倒くさい人」「しつこい人」ととられがちです。

「火」は心と関係が深いので、火が強すぎると心が障害を受ける場合があります。心が不調になると、血液が巡りにくくなって動悸、不整脈、高血圧などの不調を引き起こします。また心《しん》の不調はこころにも影響を及ぼし、集中力がなくなる、物忘れがひどくなる、不安になる、くよくよするなどのほか、眠りが浅くなったり、少々の物音で起きやすくなったりすることもあります。

この場合には心の興奮を抑えたり、気や血を補ったりする治療が有効です。

このように、感情線というひとつの線を見るだけで、さまざまな解釈が得られます。ここから五行説や五臓論、エゴグラムにつなげていけば、さらに理解は拡大し、そこから「性格的な傾向」「起きやすいトラブル」「招きやすい症状」「トラブルや症状を避けるためにはどうしたらよいか」「健康を維持するために役立つ漢方薬の種類」など、多くの情報を入手することができます。

このようにして、手相や五行説、五臓論、エゴグラムなど、ありとあらゆる情報解析ツールを総動員して、貪欲に患者の情報を収集することで、その人が本当に解決すべき問題の根源にたどり着くことができるのです。

実践2・生命線に見る潜在意識

生命線についても簡単な読み方と解釈を解説します。

生命線とは人差し指と親指の付け根の間から始まり、親指の付け根のふくらみに沿ってカーブを描きながら手首の方角へ流れている線です。

時々、生命線がない人や2〜3本あるという人もいますが、多くの人の場合、1本、目立つ線が刻まれていると思います。

この生命線は名前のとおり、その人のバイタリティやエネルギーの強さを示す線です。カーブが大きいほどエネルギーに溢れ、また、小さいほど消極的と見ることができます。線の長さは生命力を表しており、線が手首の方向へ長く伸びていればいるほど、体力や生命力に恵まれていることを意味します。

また、生命線の切れ目や線の状態は健康状態を示しており、支線やその他の線が描かれている場合には現在と将来の健康状態が分かるとされています。

例えば、生命線のカーブが大きい人は何事にも精力的で、人を惹きつける魅力に溢れた人柄です。病気にかかることもほとんどなく、常にエネルギッシュに活動しています。

反対に、生命線のカーブが小さく、中指よりも親指側に寄っている人は、何事にも淡泊で消極的、控えめでおとなしく目立たないタイプといわれています。

このような人は気虚になりやすいため、「補中益気湯《ほちゅうえっきとう》」の漢方薬がよいとされています。

また、生命線の途中に切れ目がある場合には、病気やけがなどトラブルの暗示とされています。特に両手に切れ目がある場合には、命に関わることもあり、１・５㎜以上の切れ目は大きなトラブルが起こりやすいとされています。

このような手相が見られる場合には、定期的に健康診断を受けるなど日頃からの注意が必要です。

カーブが大きい

何事にも精力的。

人を引き付ける
魅力にあふれ、
病気知らず。

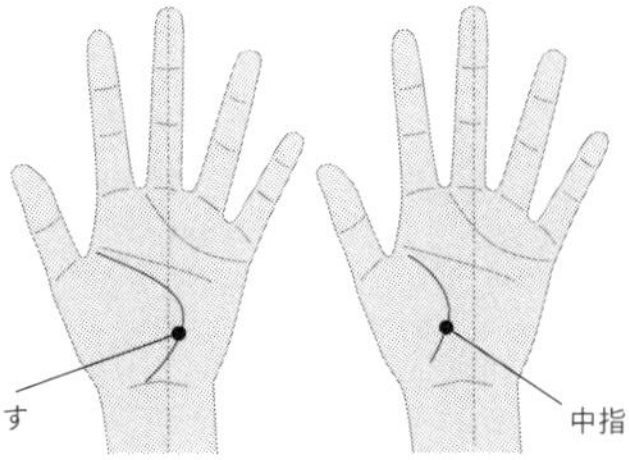

カーブが小さい

何事も淡泊で
消極的。

控えめでおとなしく
目立たない。

気虚になりやすい。

生命線に切れ目がある

病気やけがなどの
トラブルを暗示する。

両手にある場合は
命に関わることもある。

定期的な健康診断をする
など日頃から注意が必要。

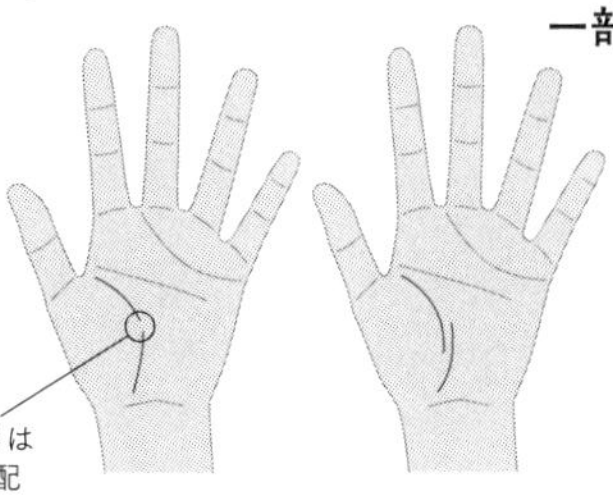

生命線に切れ目があり一部がダブっている

２本の生命線が互いに
補い合うので
けがや病気をしても
それほど重くなく、
回復も早い。

健康を害する前触れで
あることは変わりなく、
不摂生を避け異常が
あれば早めに受診する。

切れ切れの生命線

病気になりやすい。

特に呼吸器と生殖器の
病気に注意。

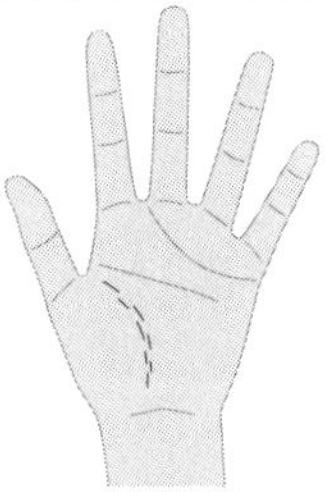

定期的な健康診断や
肺がん検診、子宮がん検診を
するなど日頃から注意が必要。

鎖状の生命線

体力が弱っている。

体調が悪く精神的にも
不健康な状態になりやすい。

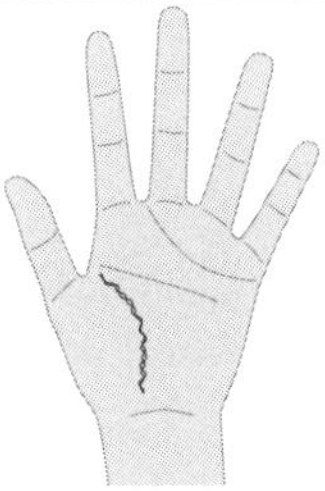

ゆったりした気持ちで
毎日を過ごす。

無理したり
頑張りすぎたりしない。

それから、生命線に切れ目があって、その一部がだぶっている場合には、2本の生命線が互いに補い合っているため、けがや病気をしてもそれほど重症化せず、回復も早いと考えられています。

ただし、生命線に切れ目がある場合と同様、健康を害する前触れであることには変わりがないため、不摂生を避けるとともに異常があれば早めに病院を受診することをおすすめします。

生命線が切れ切れになっている場合は病気になりやすいとされており、特に呼吸器系と生殖器の病気に注意が必要とされています。

定期的に健康診断や肺がん検診、子宮がん検診を受けるなど注意が必要です。

それから、生命線が鎖状になっている場合には体力が弱くなっている証拠であり、精神的にも不健康な状態になっていると考えられます。無理をしたり、頑張りすぎたりせず、ゆったりした気持ちで毎日を過ごすことが必要です。

このように、生命線を見ることでその人のバイタリティや生命力を見ることができるほか、病気のリスクに早めに気づくこともできます。場合によっては「呼吸器系」「生殖器」など、病気が起きそうな部位も示してくれるため、その部分にターゲットを絞って健康診断を受けるなども可能です。

また、手相を通してその人が持って生まれたバイタリティや、現在の健康状況を知ることができれば、漢方薬の選択も容易に可能になります。つまり、手相は漢方薬を処方するための重要な検査項目であるということもできるのです。

実践3・知能線に見る潜在意識

感情線と同様に、知能線を見ることでもその人の潜在意識を読み取ることができます。知能線とは人差し指と親指の中間あたりを起点として、手のひらの中央あたりに伸びる線です。「頭脳線」と呼ばれることもあります。

知能線が表すのは、その人の思考力や判断力、集中力といった知能に関することです。

線が長い人ほど長時間でも集中力が続く熟考タイプで、逆に線が短ければ頭の回転が速く即断即決型の直感タイプだとされています。

知能線がどこから出ているか、どこに向かうか（どの方向に伸びているか）によっても、その人の性質が分かります。

例えば知能線の起点が生命線と重なっている場合、その人は用心深く慎重な性格だとされています。一般的には知能線と生命線の起点は重なっている人が多いのですが、まれに離れているタイプの人もいます。この「離れ型」の人は大胆な行動力をもっているとされ、エネルギッシュで独立心が強い性格の人に多いです。

また、知能線の先端が手のひらの上側に伸びて第二火星丘（小指側で感情線の少し下あたり）に向かっている場合、理知的・合理的な性格で正義感が強く実力主義の人であることが多いです。

逆に知能線が斜め下方向に伸びて月丘（第二火星丘の下）に向かっている場合、創造性が豊かでさまざまなアイデアが頭のなかに浮かぶ人に多いです。先端が月丘の下に向かっている人ほど、ロマンチストの傾向があるともいわれています。また、このタイプの手相をもつ人は心気虚になりやすく不眠の症状が出る人も多いため注意が必要です。

知能線が途中で二股に分かれた、珍しい手相をもつ人もいます。このタイプは何でも器用にこなせるマルチな才能をもつことが多いです。ただし強い客観性をもつ傾向にあるため、気持ちが不安定になりやすい面もあります。

診察で手相を見るメリットとは？

日本で「手相」というとどうしても「占い」のイメージが強いので、診察室で「ちょっと手相を見せてください」と患者に言うと、大抵の人が驚きます。

「占ってほしくて来たわけではありません。私は病気を治してもらいたくて来たんです」と内心、怒っている人もいるかもしれません。

しかし私自身、診察で手相を見るメリットは非常に大きいと感じています。

まず1つ目のメリットが、「患者が口にしないことでも分かる」ということです。

例えば手相には「身内と生き別れになる相」というものもあります。「そんなことまで手相で分かるのか」と驚くかもしれませんが、実は、そうした運命も手相には示されてい

●知能線が生命線より上から出る

大胆な行動力

いつも他人とは違う何かを求めている独立心が強い人で行動力もある。

ただ他人の目を気にする人もいて、本来の行動力が発揮されないこともある。

離れ型知能線

複数のことを同時にこなし、好きなことを仕事にして活躍する。

好奇心旺盛で考える前に行動するタイプ。決められたルールに沿って行動するよりも、自分の発想を活かして思いついた時に自由に行動できる環境で能力を発揮する。

生命線から離れるほど大胆になる。

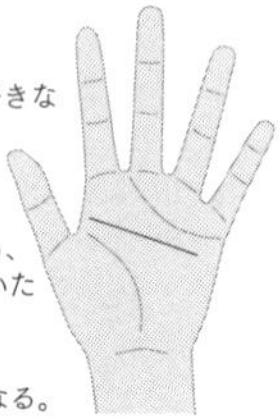

●二股に分かれた知能線

・マルチな才能がある
・副業やサイドビジネスなどの二足の草鞋を履く
・変化を求めている
・成長途中である
・器用に何でもこなす

気持ちが2つに分かれて不安症になることがある。方向性が分散するためか自己分析をするだけの強い客観性をもっている。肉体と精神が、別々に存在しているようなイメージ。「どう生きるべきか」「どう振る舞うべきか」を考える余裕があり、逆にそれに苦しめられやすい。

違う方向性を持ち合わせているため、気持ちが不安定になりやすい。独立心が強く、最初から最後まで自分でやりたがる傾向がある。その方向性が「陰」と「陽」という二項対立を起こし「やらなければならない」という切迫感が生まれる。

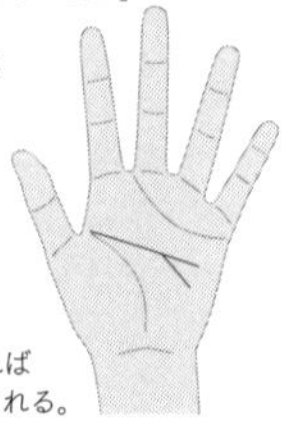

●先端が月丘に入る

月丘＝直感　霊感　想像力　対人関係

心気虚になりやすい。

このタイプの不眠には甘麦大棗湯。

月丘方面に向かう知能線

空想的な発想やアイデアが豊富で創造性や感性が活かせる仕事や環境が合っている。

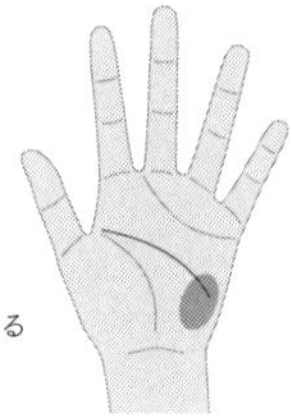

●長い知能線

長時間考える熟考タイプ

集中力抜群で時間をかけて物事を比較分析したり、計画性をもって物事に取り組んだり、まさに熟考型の人

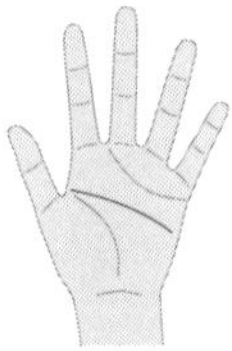

●短い知能線

短時間で結論を出す直感タイプ

頭の回転が速く、即断即決型。

感性が鋭く直感力に優れている。

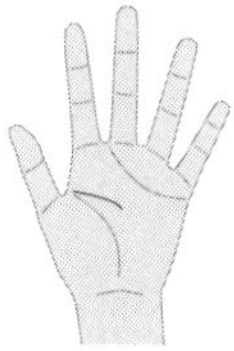

●知能線が生命線の途中から出る

用心深い　慎重

1 石橋を叩いて渡る
2 石橋を叩いても渡らない
3 石橋を叩いて壊してしまう

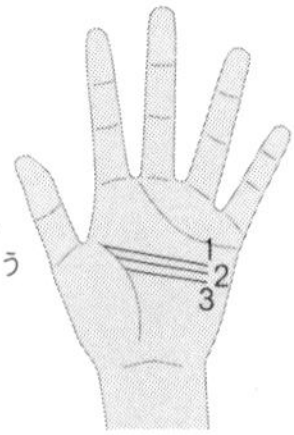

●知能線　どこへ向かうか

1. 先端が第二火星丘へ向かう

理知的で合理的。正義感が強く、調査する能力にもすぐれている。自分に厳しく他人にも厳しい実力主義者。感情に流されない。常に理性的に判断し周囲の信頼も厚いので医師や弁護士に向いている。「合理的でないこと」に対しては強いストレスを抱きがち。それも、忍耐強いので自分が我慢することで事態を改善しようとする。

2. 先端が月丘上部へ向かう

常識的、現実的

3. 先端が月丘中部～下部へ向かう

現実より理想を重視するロマンチスト

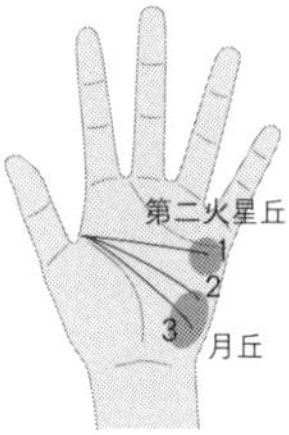

症例3　離れ型知能線

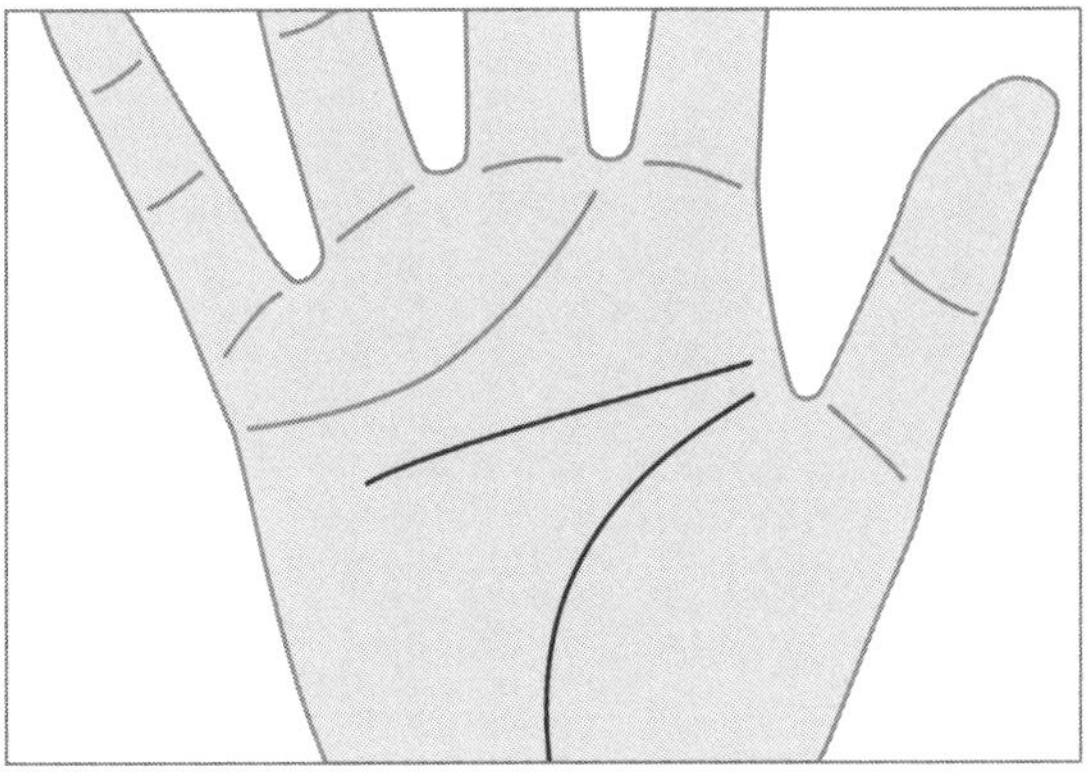

女性　48歳　片頭痛

中学の頃から片頭痛あり、CMCP（K大学約束処方、ロキソプロフェン、クロルジアゼポキシドetc.）を頓用している。

2年前離婚。離婚の10年前より不眠。

起床時の頭痛あり。嘔吐（-）。起床困難20分。冬は足にしもやけができる。STAI 79/63。

漢方的所見

脈　：沈

舌　：尖紅、薄白苔、歯痕、舌脈怒張（+）

腹診：胸脇苦満（+）　下腹部冷感（+）

処方＆経過：呉茱萸湯+八味地黄丸でスタート

1週間後　後頭部ズキズキ　肩こりもひどい

桂枝加苓朮附湯+八味地黄丸に変更

知能線が生命線から離れてスタートしている。独立心が強く他人から指図されるのを嫌う。他人の忠告を素直に聞けないで怒りっぽくなる。その分他人に気を使う人もいる。

ます。

具体的にいうと、生命線の内側にあり、親指付け根の膨らんだ部分を金星丘といいますが、ここは生命力、体力などのほかに、両親との関係、故郷などを意味します。

この金星丘に生命線の下方から、手首のほうへ向かって二股に伸びている線が見られることがあります。これを旅行線といい、その名のとおり、この線が強くくっきりしていると「旅行が好き」という性格を意味します。

それだけでなく、旅行の意味が転じて「本人の意思や家庭の事情などにより引っ越しが多い」「地元にいるよりほかの場所にいるほうが才能を発揮できる」という意味を持つ場合もあります。さらに金星丘は両親や故郷との関係性も示すことから、旅行線は「金星丘から離れる線」ということで、親や故郷との離別を意味します。特にこの旅行線が上のほうから出ている場合には、小さい頃に親から離れざるを得なかったことを示す場合が多いのです。

そのため、このような手相が見られる人は、「子どもの頃に親が離婚した」「親と死別した」という過去を持っていることが少なくありません。

問診のときに、初対面の医師にそのような過去を自分からスラスラと話す患者はあまりいません。本人も、まさかそのような過去が現在現れているとは、想像すらしていません。

そのため問診のとき「失礼ですが、あなたはこういう過去がありませんでしたか」と問いかけると、「なぜ、分かったのですか！」と驚く人が多いのです。それをきっかけに、過去のことがスラスラと口から出て、その人がどんなにつらい過去を背負って生きてきたのかということに心から共感できるようになるのです。

このような過去の出来事などは、五行説や五臓論、エゴグラムだけを見ていたのでは分かりません。過去も現在も、そして未来も示す手相だからこそ、気づかせてくれることなのです。

診察で手相を用いるメリットの２つ目は、潜在意識を書き換えることで症状を解消できる、ということです。

例えば、大器晩成を示す手相があります。

手首から中指の付け根（土星丘）に向かって縦に伸びている線を運命線といいますが、

この線は長さや太さなどに、個人差が非常に大きいという特徴があります。文字どおり、人生の上がり下がりなど人生の流れを示す相であり、この線が中指の下（土星丘）に短く現れている場合は、大器晩成タイプとされています。

しかし手相で大器晩成タイプと示されていたとしても、必ずしも本当に「若い頃に成功できない」というわけではありません。

その人の潜在意識に「自分は大器晩成だ」という考えがあり、それが「若い頃に成功してはいけない」という意識を生み出し、成功につながる行動を無意識のうちにブロックしてしまっているという場合もあります。

つまり、大器晩成の手相は自分では気づかないうちに「大器晩成」という潜在意識に支配されていることの象徴であり、その潜在意識が自分の行動を制限して、未来の障害になっている場合もあるのです。

そのようなときには、潜在意識を書き換えることで足かせをはずし、自分の未来を変えることが可能です。

「自分は大器晩成ではない、若くても成功できる」

そんな意識を持って目の前のことに取り組めば、確実に人生は変わっていきます。逆に潜在意識の仕組みを利用することで、自分をコントロールしていたプログラムを書き換え、自分の望みどおりの人生を歩むことができるのです。潜在意識を書き換えて、自分の運命を変えるのです。

患者のなかには、「手相と漢方の治療を始めて人生が好転した」という人も少なくありません。それは漢方薬が効いただけではなく、メンタル的にも楽になって体調も良くなり、ポジティブで前向きな思考が身についたということなのです。

完璧主義を治して、「生きやすい」人生に変える

人間の行動は、90%以上が潜在意識によってコントロールされていると言われています。

例えば、日本人に多いのですが「完璧主義」といわれるタイプの人がいます。なんでも一生懸命やろうとして頑張りすぎ、ストレスを溜め込んでしまうタイプです。

とにかく自分の気が済むまでとことんやろうとするので、いつまで経っても仕事が終わりません。周りから「そこまでやらなくてもいいよ」と言われても、本人は納得できません。

満足感を得るためだけにいつまでもひとつのことに固執して、身体のエネルギーをすっかり使い切ってしまうので、気づかないうちに疲労が蓄積しています。ガソリンタンクの表示はエンプティーで点滅しているのに、急ブレーキや急発進、空ぶかしなどを続け、いつガス欠で動かなくなってもおかしくない車と同じです。新陳代謝も落ち、体を温めることもままならなくなって、体は冷えてしまいます。

女性であれば、不正出血を起こすこともあります。特に多いのは月経と月経の中間あたりに出血する中間期出血で、西洋医学では「卵胞ホルモンと黄体ホルモンのバランスが崩れたため出血が起きた」と都合のよい説明をされますが、実際は多忙や疲労などが原因となって発症することが多いのです。実は、子宮がん以外の女性の不正出血のほとんどが、このパターンと考えられます。

そのような完璧主義の人が「疲れが取れない」「眠れない」「イライラする」「うつっぽい」など、それぞれに症状を訴えて来院することがあります。

手相を見ても、「感情線が土星丘から離れ、人差し指と中指の間に入っている」というタイプは、完璧主義の相です。そのような人に「あなたは完璧主義ですね」というと、「いえ、私は完璧主義ではありません」とほとんどの人が否定します。つまり、「完璧主義である」と認めることは「今の状態が完璧である」と受け入れるようなものであるため、彼らはさらなる完璧を目指すあまり、「完璧主義である」という事実すら否定するのです。

完璧を目指し続けることで精根尽き果てている人は、脾気虚の状態である場合が少なくありません。

なぜ脾がダメージを受けるのかというと、脾はそもそも理性を主る臓腑だからです。本来は理性的に動くことを好むのに、完璧主義であろうとする行動はまさに感情的な衝動そのものです。感情的は理性的とまったく反対の行動であるため、脾は多大なエネルギーを消費することになって疲労困憊《こんぱい》し、脾気虚の状態になるのです。

また、体力が落ち新陳代謝が衰えると、自ずと胸がつかえて胃腸の働きが悪くなります。脾は食べたものや飲んだものを消化吸収する働きがありますから、胃腸の働きが悪くなると脾の気が不足して、脾気虚の状態になります。

脾気虚になると消化吸収の力が弱くなりますから、少しの食べ物でエネルギーを補給しようとします。それが脾気虚の人が、甘いものを欲しがる理由です。

このような患者に対し、「脾の気が減っているのだから、補気剤や補脾剤を使おう」と考えます。しかし、気のレベルを上げたとしても、このような完璧主義のタイプは、気をあればあるだけ使ってしまうので、結局、完璧主義は治ることがありません。

それどころか、気があればますます作業や仕事に打ち込んでしまうので、心身の疲労はもっとひどくなってしまいます。言うなれば、穴のあいたバケツにどんどん水を注ぎ足しているようなものであり、それではまったく意味がありません。

穴のあいたバケツを水で満たしたいと思ったら、水をどんどん注ぎ込むことよりも、まずは、穴を塞ぐことが必要です。そのあとに補脾剤を処方して倦怠《けんたい》感や疲労感などの症状を取り除くことを考えます。

完璧を目指そうとするあまり、心身ともに疲れ果ててしまっている人には、このような治療を施しますが、多くの場合、完璧主義者にはもうひとつの特徴があります。それは「症状の改善は、一進一退を繰り返す」ということです。

「イライラする」「やる気が出ない」「うつっぽい」などの症状は、漢方薬の服用とともに少しずつ改善していきます。エネルギーも蓄積できるようになり、だいぶ「生きづらさ」

が緩和されてきます。

しかしそのうち、「ちょっと調子がいいので、もう少し頑張ってみよう」と思い始めます。その結果、治療によってコツコツと蓄積されてきたエネルギーが一気に消費されてしまい、エネルギーレベルはガクッと下がってしまいます。

そうすると、再びぐったり疲れ、また最初の状態に戻ってしまいます。「ああ、やっぱり全然治っていなかった」と思って漢方治療を続けていると、やがてエネルギーが溜まってくると同じことを繰り返し、またエネルギーを使い果たしてしまいます。

このような泥沼の状態から抜け出すには、「少し調子が良くなったとき１００％のエネルギーを使ってしまうのではなく、20％程度にとどめておく」という意識が必要です。なぜ、20％にとどめておく必要があるのかというと、完璧主義の人は通常の人よりも、5〜6倍のエネルギーを使っている傾向があるからです。

一定の努力をすれば、それに見合った効果が得られます。例えば1の努力をして50の成果があった場合、完璧主義の人は「それなら2の努力をすれば１００の成果が得られるはずだ」と考えます。

しかし実際は、そう単純に進みません。努力をしているうちに疲労も溜まりますし、同じことを続けていれば必ず壁にぶち当たります。その結果、２の努力をしてもせいぜい75くらいの成果にしかなりません。

完璧主義でない人は、これで満足するかもしれませんが、完璧を目指す人は何がなんでも１００に到達しようとします。その結果、１００に到達したときには通常の人の５〜６倍努力することになってしまうのです。

こうした計算をもとに、私は、「漢方薬のおかげで調子が上向きになったときでも、そこで消費するエネルギーは20％程度にとどめておくべきだ」と考えます。

こうして消費エネルギーをセーブしておくことで、多少スピードは鈍くなったとしても、確実に回復傾向は持続します。これを繰り返せばいずれは症状が取れ、完璧主義に起因する症状は取れてくるはずです。

完璧主義の人たちは、自分が完璧主義であることに気づいていません。それは潜在意識が影響していることであり、本人も無自覚です。

そのため、一般的なセオリーにのっとった治療では「疲労感や倦怠感などの症状を取り除く」ことに集中し、患者の考えや意識を変えることは考えもしません。しかし、患者の意識が変われば思考パターンが変わりますし、思考パターンが変われば行動が変わり、行動が変われば生活習慣も変わり、その結果、体調も変わって、やがては未来までも変化させることができるのです。

診察では、問診から始まり、脈や手相を見たり、舌を観察したり、お腹を触ったり、さまざまな観点から患者の情報を集めます。情報を集める手段はひとつでも多いほうがよく、患者の真の状態を理解できるというのが私の考えです。

問診では「困っている症状」や「その症状がいつ頃から起きているのか」などを確認します。「思い当たる原因」や既往歴などについても尋ねます。

しかし問診ですべてのことが分かるわけではなく、むしろ、患者の話をすべて肯定的に受け取ることはできません。

なぜなら、患者自身が意識をしていない潜在意識によって症状が現れていることも多く、場合によっては患者の発言が目くらましになり、潜在意識を目隠ししてしまうこともあるからです。

例えば、どこから見ても冷え症の女性が「私は汗っかきです」と言うことがあります。女性は化粧や体臭のことを気にかけることが多く、体臭用のスプレーを使います。そういう女性は「一滴でも汗をかくのは嫌」と冷え症であるにもかかわらず、好んで涼しい場所にいたがります。自分が汗っかきと思い込むことで、温めない言い訳をしていることがあるのです。

医師は決して患者の発言をうのみにしてはいけません。患者の言葉によって治療法を決めるのではなく、患者の潜在意識を見て治療法を決めなければならないのです。

例えば、「胃が悪いんです」という症状を訴え、来院した患者でも、じっくり診察をしてみると、「肝が悪い」という場合もあります。手相を見ても、脾に障害を与える相と、肝にダメージを与える相ではまったく異なりますから、その区分は手相を見れば明らかです。

このような場合には、通常、2つの漢方薬を処方します。

ひとつは、病気を引き起こした根本原因を正す漢方薬、もうひとつは、患者の主訴を改善する漢方薬です。病気の根本原因に対する治療を「本治《ほんち》」、症状に対応した治療を「標《ひょう》治《ち》」といいます。

漢方をはじめとした東洋医学は、本人の自己免疫力を高めるとともに、病気のもととなる体質を改善することを目指します。今起きている主症状を一時的に改善したとしても、体全体の不調の原因を探りそれを改善しなければ、再び症状が現れてしまうからです。このような原因療法が本治です。心臓や腎臓が悪くなるとむくみが出ますが、むくみを取る利尿剤や利水剤を投与してむくみが取れたとしても、心臓や腎臓を治療しなければ、最終的にむくみは取れません。

しかし、体質改善ばかりを優先すると、患者の症状はますます悪化したり、治癒するのが長引いたり、苦痛が残ってしまったりすることがあります。そのため、現在の症状を取り除く対症療法としての標治も必要なのです。

肝の気が高ぶっているために脾の働きが抑制されている場合、本人としては「胃腸が悪いから消化機能が落ちている」と感じるかもしれません。しかしこの場合、いくら胃腸薬を服用しても、大本の肝に対する治療を行わない限り、症状がきれいに消えることはありません。

そのため、本治によって肝気の高ぶりを抑えつつ、標治によって胃痛や消化不良や食欲不振などを改善することが大切なのです。

患者自身が、病態を理解することが重要

東洋医学が扱う症状には、西洋医学では説明できないものも少なくありません。

以前診察した患者のなかに、「自転車に乗るのが怖い」と言って来院した人がいました。手相を見ると「霊感が強い」という相が出ていました。「霊感が強い手相」にはいくつかあり、例えば、親指の第一関節に目のような形の相「仏眼」が出ている場合は霊感があり、先祖に守られているとされています。また、このような手相を持つ人は、予知能力や人の心を見通す力もあると考えられています。

手の中央に十字の線がある場合も、霊感が強いと考えられます。この十字は「神秘十字」と呼ばれ、神秘の世界とつながりがあるとされています。

「自転車に乗るのが怖い」と言った20歳男性患者の手相にも、そのような相がありました。また、感情線が中指と人差し指の間に入っていることから、非常に優しく、献身的な人柄

もうかがえました。

学校の帰りの夜道で、何かにぶつかったような手ごたえがあったというのです。あたりを探しましたが、人が倒れている気配もなくその場を立ち去りました。しかし、あとで気になって交番の警察官に同行してもらい付近をもう一度探索しましたが、やはり何も見つかりませんでした。事故や行方不明者の連絡もないことから、事件性はなく気のせいではないかと言われ、そのまま帰宅したそうです。

本人は「霊感がある」という自覚はなかったようです。話を聞いていると、どうやらあまりに優しい人柄のため霊が取り憑《つ》いて、霊の前世と何かしら関係があるのか分かりませんが、その影響で自転車が乗れなくなっていたようです。

この患者に対し、私は自転車に乗るのを怖いと思っている症状を改善するため、「腎」を強くする漢方薬を処方しました。また、優しさのあまり霊につけ込まれないよう、「脾」を強くする漢方薬も処方しました。「幽霊になってかわいそうとは思うけど私にはあなたを成仏させるだけの力はないので、私のそばには近寄らないでくれ」という勇気がいるのです。

西洋医学であれば、「霊のせいで自転車に乗れないなんて、そんなばかな！」とバッサリ切り捨てられてしまうかもしれませんが、東洋医学は「自転車に乗れない」という症状を改善できれば、霊感がある、ないは特に問題としません。

もちろん私には霊の姿が見えるわけではありませんが、患者の話をじっくり聞き、原因を推測して漢方薬を処方したところ、しばらくして患者から、「自転車に乗れるようになりました」といううれしい報告が届きました。

例えば、「起立性調節障害」という疾患があります。主症状は「朝、なかなか起きられない」「食欲不振で朝食が取れない」「起立時に立ちくらみやめまいがする」などで、そのほか、全身倦怠感や頭痛、気分不良なども現れます。

西洋医学ではこの疾患に対し、「自律神経の異常による低血圧が原因」ととらえますが、私は冷えが原因ではないかと考えています。

朝は、一日のうちで最も体温が低くなる時間帯です。睡眠中、体は休息状態に入るために自然と体温を下げる仕組みになっており、また、寝ている間は代謝が低下して体内における熱の産生が少なくなります。

このように、就寝時から朝方にかけて低体温になるのは自然な生理現象のひとつですが、普段から体が冷えているなど、なんらかの原因で必要以上に低体温の状態に陥ると、体内の臓器も熱を失ってしまいます。これはいってみれば、臓器が機能不全に陥っている状態です。

内臓部分に相当する体温を深部体温といいますが、体内の酵素は37℃で最も活発に働くとされているため、深部体温が低下すれば酵素の活性が減弱し、体のエネルギーも産生量が減少します。そのため脳に血液が行かなくなってぼーっとしたり、なかなか起きられなくなったりするのです。

また本来、朝の起床時には体が睡眠モードから起床モードに切り替わり、心拍数が上がって呼吸数も増えますが、必要以上に低体温の状態になると、なかなか心拍数や呼吸数も上がりません。そのため、冷えている間だけ一時的に心不全の状態になり息苦しさが出たり、足や顔にむくみが出たりするのです。病院を受診しようにも、朝は起きられないのですから、やっと動けるようになる昼頃に受診しても、起きられる＝心不全の改善ですから、血液検査、心電図、レントゲンでも異常が出ることはなく、自律神経失調症の病名がつくだけです。

このような場合、心不全の症状だけに着目すると、血圧を上げたり、心臓を強くしたりする薬を処方しがちです。または、心不全を発症すると血液を肺に送る力が低下するため、体の各部分に血液や水が溜まりますから、それらの水を抜く薬を処方する場合もあります。

心不全の病態にはさまざまあり、それぞれによって治療法や改善策は異なりますが、「朝方に心不全が発症しているのは、冷えが原因かもしれない」と考えられる場合、私は「体を温めて冷えを改善すると、そのような症状がなくなりますよ」と指導します。あわせて、体を温める漢方薬を処方すると、途端に朝方の心不全や「起きられない」といった悩みがなくなる人が少なくありません。

朝方の起床時に心エコー検査を行うことは現実的ではないですし、毎朝深部体温を計測することも難しいので、「起床時、冷えのために心不全症状が起きている」ということを確認することは困難です。しかし、「体を温めることで症状が改善された」ということでそのことが実証できれば、その仮説は正しいということができます。

大事なことは、患者自身が自分の病態を理解し、納得して治療に臨むことができるか、ということです。

論理的・科学的にすべてを読み解くことも大切ですが、すべての事象がそれだけで説明されるわけではありません。

どのような理屈であっても、患者自身が納得し、頭の中で整理することができれば、症状の速やかな改善に導かれ、また、再発予防にもつながるのです。

ちなみに、手相からも「冷え」を推測することができます。

例えば、親指の付け根の上に斜めに伸びる線があれば、それは「短気線」です。文字どおり、すぐにカッとなる短気な性格を示すとされ、勝ち気でアクティブな人柄とされています。

必ずしも悪い意味ばかりではなく、目標に向かって積極的にチャレンジする情熱的な人という性格も持ちますが、この線がある人はエネルギーを過剰に浪費してしまう傾向にあり、冷えを招きやすいとされています。

また、中指の付け根にある土星丘は脾と関係があり、このふくらみが貧弱な人は、脾の力が弱く、消化吸収の力も微弱であるため、体を温めることが難しく、冷えになりやすいと考えられます。

それから、特に下半身の冷えは腎と関わっています。腎は小指の下のふくらみである水星丘と関わりがあるため、この部分が薄い人も、冷えを招きやすいとされます。

現代人は、誰もが迷路に入っている

腎は五臓論で考えると、不安という感情と深いつながりを持っています。つまり、腎が弱いと不安症になりやすいということです。

この不安は多くの場合、「しなくてもいい不安」であり、例えば、出かける直前に「玄関の鍵をかけただろうか」「部屋の窓は閉めただろうか」と、何度も確認する人がいます。精神分析の観点からいえば強迫性障害であり、自分の意思に反して不安や恐怖が頭から離れなかったり、その不安を追い払おうと何度も同じ行動を繰り返してしまったりします。

自分でもやりすぎだと分かっているのに、同じことを何度もやってしまうことで、心身ともに疲弊してしまったり、「出かけなければならなかったのに、結局不安のために外出できなかった」など生活に支障が出てしまったりします。

東洋医学では、このような不安症を腎との関係性で考えます。

無駄にエネルギーを消費してしまうので、結局脾気虚の状態になりやすく、食欲不振、疲労感、倦怠感などの症状に悩まされます。

このような不安症の人は、人の目を必要以上に気にする傾向があります。「嫌われたらどうしよう」「変に思われたらどうしよう」と、自分の行動を制限してしまうのです。

東洋医学には陰陽という考え方があり、これはこの世に存在するあらゆるものは、陰か陽のどちらかに分類される、というものです。つまり、「善と悪」「夜と朝」「男と女」など、性格が正反対の二つだけのものでこの世界は成り立っているという考え方です。そしてこれらは必ず同じ数量存在します。そしてこのことが世界のバランスを保っているという考え方です。

つまりこの世には「好き」か「嫌い」かのどちらかしかなく、全員に「好き」と思われたい（「嫌い」と思われたくない）から、「嫌われたらどうしよう」と不安になってしまうのです。「自分のことを好きだと思う人が半分いて、嫌いだと思う人が半分いるだけだよ」と説明しています。一生懸命になって好かれようとしても、どんなに嫌われないように気をつけても、やはり半分の人に好かれ、半分の人に嫌われるものです。心を砕いて、全員に嫌われないようにする意味が本当にあるのか、自問自答してみるとよいと思います。

何か意見を言えば「賛成」といってくれる人もいれば、「反対」の姿勢を示す人もいます。また、意見を述べたことに対して「なぜそんな意見を言ったんだ」という人もいれば、「よく言った」と支持してくれる人もいます。

つまりどのような行動をとっても、賛成してくれる人もいれば反対する人もいて、半分半分です。

不安症に悩む人のなかには、「昔、いじめられた経験がある」という人が少なくありません。いじめられたつらい経験があるから、「もうあのときのようなつらい気持ちは二度と味わいたくない」として、人から嫌われないように、過剰に気を使うようになるのです。

全員に好きと思ってもらうのが難しいのなら、「どのような生き方が自分らしいといえるのか？」を基準に考えたほうが、人生を楽しく過ごすことができます。

このように、その人を長く苦しめていた思い込みを崩せば、薬を使わずとも症状を改善することが可能です。

なぜ、その病気になったのかという理由と、その潜在意識との関係性を理解し、膠着《こうちゃく》した考えに縛られず、もっと自由に自分のたましいが喜ぶ方向へ自分自身を誘導できれば、自然と潜在意識が上書きされ、現在も未来も変わっていきます。

いってみれば漢方薬とは自分を訓練し、立て直すための養成所（虎の穴）であり、苦しみから解放されるための鍵になるのが、手相や五臓論、エゴグラムなのです。

第4章

手相は心身の状態を映し出す鏡
手相をチェックして真の健康を手に入れる

病気は自分で気づき、治すもの

人間の行動や生活習慣は、潜在意識によって決定されています。そしてその潜在意識は手相から読み取ることができます。

そう考えると、手相が示しているものを理解することで、自分の行動パターンを理解したり、自分の身体的な弱点や、発症リスクが高い疾患を予見したりできるということになります。

例えば、小さなことでもビクビクしたり、不安に感じたりするような「怖がりタイプ」の人は腎臓が弱りがちです。腎は腰から下を担当する臓器ですが、驚いたり、怖がったりすると弱くなります。驚くことを「腰が抜ける」と言い、怖がる人を「腰抜け」と言います。また、些細なことにイライラしたり、頭に血が上りやすかったりする「怒りっぽいタイプ」の人は肝臓に障害を起こしがちです。

何事にもパーフェクトを目指す「完璧主義タイプ」の人は胃腸が弱る傾向にありますし、

そのように、自分の性格の偏りを理解し、弱点となりがちな臓器を把握しておけば、何か症状が出たときにいち早く気づくことができます。また普段から、「自分は小さなことにイライラしがちだ」と自覚しておけば、いざ、そのような心境になったときには、「あっ、今、自分はイライラしているな」と認識しやすいでしょうし、そうしたことが重なればやがて性格の偏りは修正され、肝臓も健康に維持できるかもしれません。

つまり、手相をチェックし、そこから自分の性格や、身体的な弱点を理解しておくことで、自分で自分の健康を守ることができるようになるのです。

漢方の世界には、「未病」という言葉があります。

これは、発病はしていないが、この状態を続ければ発症するリスクが高くなる状態のことをいい、日本未病学会によれば、検査値には異常がなくても自覚症状がある場合、あるいは、自覚症状はないけれど検査値には異常がある場合、どちらも「未病」と定義されています。

つまり未病とは、ベクトルが健康から病気へ向かっている途中の段階を示すものであり、その病気へ向かうベクトルをひっくり返し、病気から健康へと向きを変えることを「未病対策」「予防医療」と呼ぶのです。

未病にいち早く気づき、対策をとるうえでも手相は非常に有用です。

例えばとても感情が豊かで他人に優しく、どんなことでもやってあげたくなる献身的な人がいます。このような人は総じて胃腸が弱いことが多いとされています。なぜかというと、脾（胃腸）は理性を主る臓器であり、感情が豊かということは理性とは正反対の性格であるがゆえに、脾を害してしまうのです。

性格と病気の関わりは、感情線を見ると分かりやすいと思います。感情線が二重になっていれば感受性が豊かで人の世話をすることが好きなタイプ、また、先端が三股になっている場合はあちこちに気を使う八方美人タイプです。

このタイプの人たちは周囲に気を使うあまり、脾気虚の状態になりやすく、食欲不振、胃痛、吐き気、便秘、下痢、冷え性などを起こしやすくなるのです。

しかし、胃腸障害を起こしているときには、誰も自分の性格にまで思いを巡らせることはありません。「胃薬や整腸剤を服用する」だけで、症状が治まったらそれで終了です。「なぜ、自分は胃腸の状態が悪くなりやすいのだろう？　自分の性格やものの考え方に問題があるのだろうか？」ということまで深く考える人は、ほとんどいないと思います。

しかしもしそのとき、手相が示す「病気の危険信号」に気づき、いち早く性格の偏りを修正することができれば、大病にまで発展することはないかもしれません。病気は「発症してから治す」のではなく、「発症する前に気づく」というように意識をシフトさせることで、真の健康的な生活を手に入れることができるのであり、そのために役立つのが手相や漢方なのです。

感情は排除するのではなく、丸ごと受け入れる

ある日、診療所に一人の女性がやってきました。主訴は肩こりと頭痛でしたがよく話を聞いてみると、問題の原因は意外なところにあることが分かりました。

日常生活で困っていることや、悩んでいることなどを聞いてみると、その女性は、「将来に対する不安が消えないのです」と言いました。

例えば「明日、雨が降るかもしれない」「台風が来るかもしれない」「家の屋根が壊れるかもしれない」「子どもが病気になるかもしれない」「交通事故に遭うかもしれない」など、次から次へと不安が湧いてきて止められないと、彼女は言います。

私はその話を聞き、彼女にこう言いました。

「まったくの不安がなく、自信を持って毎日生活している人は、どれくらい世の中にいると思いますか？」

多かれ少なかれ、誰もが不安を抱えて生きています。１００％の自信を持って生きている人など、一人もいません。「みんな自信がないんだよ、いくらかの不安を抱えているのは当然のことなんだよ、だから『自分だけがどうしてこんなに不安なのだろう』と思う必要はないんだよ。少しの不安があるから、それを取り除こうと努力するのであって、それによって生活は豊かになってきたんだ」。私はそういうことを話しました。

仏教でも「四苦八苦」という用語があります。これは、人が生きていくうえで避けられない苦の種類を示す言葉です。具体的には「生老病死」のことです。

人は生まれる場所や条件を選べませんし、必ず年をとって老いていきます。病気にもなりますし、やがては死を迎えます。

大切な人や大好きな人であっても、いつかは離れなければなりませんし、反対に、大嫌いな人や憎しみを持つ相手と会わなければならないこともあります。欲しいものが手に入らない苦しみもありますし、自分の心や身体すら思いどおりにならないという事実に苦しむこともあります。

生きるうえでのこうした苦しみに対し、仏教はどう教えるのかというと、「ただ、受け入れなさい」というだけです。「生老病死」のなかで、その人の最も強いストレスは実は「生」です。「生」は「生きていくこと」と「生まれる」という意味も含んでいます。私は産婦人科医なので、出産には数多く立ち会ってきました。何時間もかけて、頭が変形するぐらいの圧力がかかる産道を死に物狂いで通り抜けて生まれ出るのです。生まれ出た時点で、その人はその人生のうちで最大のストレスを経験し、それを乗り越えた存在でもあります。ということは、その後の人生で、どんなにストレスを感じたとしても、生まれ出るストレスに比べると、大したストレスではないということです。

受け入れるとは「自分は苦しみを感じている」という事実を認め、自然の流れに従うということです。決して「苦しみを取り除きなさい」「現実に抵抗しなさい」とは言わないのです。難しい表現になりますが、「苦しみを感じている自分自身を受け入れる」ということなのです。

「不安が消えない」ということで私の診療所を受診したその女性は、とても生きることがつらそうでした。

手相を見せてもらうと、不安感が強いのは腎の異常に由来していることが分かりました。

東洋医学において腎は生殖機能や骨、脳、耳、髪などと関係していると考えられ、生命エネルギーを貯蔵しているところと認識されています。

腎の気が充実していると聴覚はとても鋭敏ですが、反対に、腎の気が停滞していると耳鳴りや聴力の低下などが生じますし、その結果、めまいや頭痛などが起きることもあります。

また、腎は冷えとも関係が深く、昔から「寒は腎を傷《やぶ》りやすい」と言われるとおり、身体が冷えると腎の機能が低下してしまいます。話を聞いてみると、その女性も昔から冷え症がひどく、朝方や夜は特に手足が冷え、眠れないときもあるということでした。

そこで私は補腎剤など、腎を助ける漢方薬を処方するとともに、毎晩、しっかりと入浴し、できれば寝る前に足湯をして、下半身を温めることを推奨しました。

後日、その女性は私のもとを訪れ、「体を温めることを意識し、処方された漢方薬を飲み始めたら、少し気持ちが楽になりました」と言いました。その表情は以前に比べて明るく、頬に赤みが戻ったようでした。

現在は男女とも、冷えに悩まされる人が増えています。「冷えは万病のもと」という言葉もありますが、冷えは心身に対し、さまざまな不調をもたらしますから、できるだけ早く自分が冷えているという事実に気づくとともに、しっかりその対策をとることを心がけることが必要です。

手相を自分でチェックするときはどこを見ればよいか

手相を見るときには、一体どこからチェックすればよいか、手相の専門家ではない人でも分かりやすく調べるポイントを解説します。

まずチェックしてほしいのが、「生命線」です。具体的にいうと、「自分の生命線には、どのような特徴があるか」を見ることが大切です。

例えば、生命線が強く濃い人もいるでしょうし、生命線を横切る線がある人もいます。生命線に紋がある人もいるでしょうし、鎖状になっていたり、途中で二重になったりしている人もいると思います。

生命線は、その人の生命エネルギーを示す手相であり、命の象徴ともいうことができます。生命線が薄い人や細い人は、全般的に生命力が弱い人が多く、虚弱体質で病気になりがちという特徴があります。精神的にも弱く、バイタリティに欠けるという一面もあります。反対に、生命線が濃い人や太い人はバイタリティに溢れ、強靭《きょうじん》な肉体や精神力を持っていることを示しています。時に激情型で、激しい感情に襲われやすく、心身ともに疲弊してしまいがちという一面もあります。

このように生命線はその人が持って生まれた本質を端的に示すため、それを読み取ることで、その人の性格や体質を把握しやすくなります。そのため手相を見るときには、まず生命線を確認し、「何か特徴的な事柄はないか」ということを確認してみるのです。

次にチェックするのが「感情と症状のつながり」です。

例えば「いつも怒りっぽくてイライラしている」という短気な人は、知能線が極端に短い場合があります。

知能線とは生命線が始まっているあたりから手のひらを横切って小指側に伸びている線のことで、思考力や判断力、集中力などを示すといわれています。

生命線、感情線とともに三大線と呼ばれ、手相を見るうえではとても重要な役割を担っています。この知能線が短い人は、性格的に短気で抑えがきかないタイプといわれています。

怒りの感情は肝と関連していますから、「自分は怒りっぽいのではないか？」「ということは、肝臓を害しやすいのではないか？」と疑っているのなら、それを確認するために、知能線を見てみたらよいと思います。

知能線だけでなく、親指の付け根の上に斜めに伸びる線（短気線）がある場合も、カッとしやすい性格を示しているので、このような場合にも、自分が怒りっぽい性格であることを自覚し、肝をいたわる生活を心がけることが大切です。

手相は潜在意識が表層化したものです。また脳と同じく、手のひらにも深いシワがたくさん刻まれていることから、手相は「外に出た脳」とも呼ばれています。

脳科学では「脳をだまして、自分の理想とする未来を実現させる」という考えがあります。コンピュータやＡＩにも負けない可能性を秘めている脳ですが、実は非常に単純で、言葉の影響を受けやすいため、ポジティブで前向きな言葉を繰り返し言い続けたり、日記に書き続けたりすると、その夢やなりたい自分が実現するとされています。

「ＯＮＥ ＰＩＥＣＥ」という人気漫画で、主人公の「ルフィ」が毎回のように「海賊王に俺はなる」と叫ぶのと一緒です。あれは自分の潜在意識を書き換えている行為とみることができます。

手相もこれと同じです。「あなたはこうなる運命です」をただ受け入れるだけの存在になるのではなく、「手相を見ると、あなたの潜在意識は、あなたをこの方向へ導こうとしています」というわけで、その潜在意識を書き換えて、自分の理想とする精神や身体を手に入れるかどうかはあなた次第なのです。

言葉の力を借りて自分の理想を自分に語り続けていると、少しずつ潜在意識が上書きされ、手相も変わっていくのです。目に見えるくらいの変化を期待するには、相当な時間がかかるかもしれませんが、潜在意識は確実に上書きされていきますし、それに伴い、脳や手相も変わってきます。

たましいがたましいを癒やす

病気の原因となるものにはさまざまあります。ウイルスや菌が病気を発症させることもありますし、遺伝子の変異やもともとの体質が病気を招くこともあります。

しかし多くの場合、自分の健康は自分で守ることができると私は確信しています。

私自身も実践している健康法は、次の3つです。

●他人と比べて、ネガティブな感情をもたない
●うまくいかなかったら、今までと違うやり方をしてみる
●ボーッとする時間をつくる

誰でも仕事でつまずいたり、人間関係で悩んだりすることはあります。しかしそのようなときこそ、ネガティブな感情を持たないようにする、思いどおりにいかないことがあるなら、その「逆境」を楽しんでみる、そんな発想の転換が、悩みを解消するのに役立つことがあります。

「スリルのある映画やゲームは好きですか？　それなら、今の状況も楽しんでみましょうよ。リアルである分、映画やゲームよりももっと楽しめると思いますよ」

「仕事も家庭も、なにもかもうまくいかないのです」と悩んでいる患者に対し、私はそのように話すことがあります。すると「ゲームと同じように楽しむなんて！　人が本気で悩んでいるのに、なぜそんなふざけたことを言うのですか！」と怒る人もいます。

しかし数週間や数カ月が経つと、多くの患者が「先生の言うとおり、悩みがなくなりました」「毎日楽しく過ごせるようになりました」と言ってきます。

もしそれでも悩みが消えなかったり、ストレスが大きくなったりして、不安がどんどん大きくなる感じがしたら、あえてボーッとする時間をつくってみるのもひとつの手です。ひとり、カフェに入ってコーヒーを飲むのでもよいでしょうし、散歩をしてみるのもよいと思います。

心理学には「代償行為」という専門用語があります。例えば、意味もなくタンスの洋服を入れ替えていたり、本棚の本を並べ替えていたりする人がいますが、これは自分の内にあるつらさや悲しさ、不安などなんらかのネガティブな感情を別の行為で満たそうとしているのです。

問診で代償行為が疑われるエピソードが出たときには、「この人は、何かつらいことがあるんだな」と患者へ寄り添うきっかけにもなります。

代償行為には強迫的な行為や常習的な行動などさまざまな種類がありますが、もし、自分がそのような行動をしていると自覚した場合には、「自分には、何か満たされないものがあるのだな」と理解してほしいと思います。そしてそのようなときには何もせず、意識的にボーッとする時間をつくることを勧めます。

実はそのボーッとしている時間に脳は最も働いていて、問題を頭の中で整理しているのです。これは瞑想に匹敵する効果があるといわれており、ボーッとしたあとには直感が鋭くなったり、ひらめきが多くなったりするのだといいます。自分のことでたくさんひらめいて、新しい自分に気づいていけば、あなたのたましいが本当に喜ぶ未来へ向かうことができるのです。

絆をつなぐための手相と漢方〜まとめに代えて〜

東日本大震災以降、日本人は秩序の良さや絆の強さが世界から高く評価されました。「チリでは地震のあと、暴動が起きて大変だった。なぜ日本はそうならないのか教えてほしい」という声もありました。その後、私たち日本人をつないでいる「絆」という言葉に共感する人々が確実に増えたように思います。

ポリヴェーガル理論

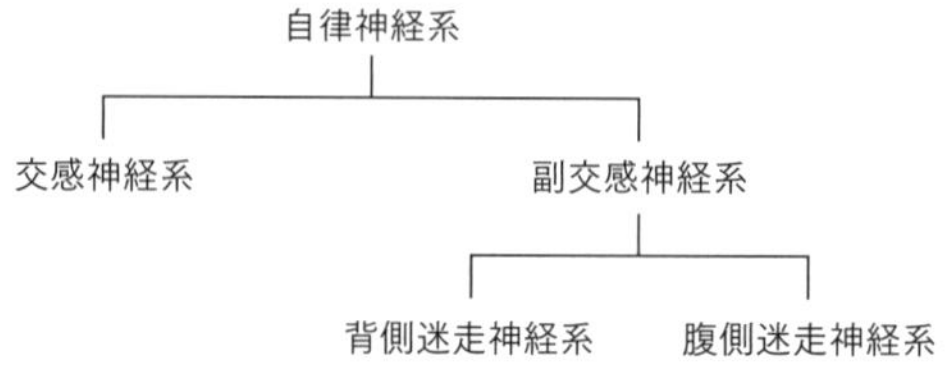

出典：NHK ホームページ「神経生理学で読み解く 性暴力被害の“凍りつき”＜解説＞」を基に作成

私は、驚き・怒り・恐怖・不安・緊張・失望・抑うつ・悲哀・憂愁といった感情から、うつ病・不安障害・不眠・PTSD（心的外傷後ストレス障害）・パニック障害・不妊症・高血圧・糖尿病・起立性調節障害・炎症・易感染・慢性痛などに苦しんでいる患者を数え切れないほど診てきました。自律神経を主る視床下部と感情を主る扁桃体は距離的にも近い関係があり、ある種の感情はすぐに自律神経を介して、特有の症状や検査の異常を起こします。

私はもともと、自律神経は交感神経と副交感神経の2つの系統から成り立っていると教えられてきました。地球の生命の歴史は常に食うか食われるかの連続であり、交感神経は「fight or flight response」と言われるように「戦うか逃げるか」するときに発動する反応です。その一方で副交感神経は、危険が去ったあとにそれを元に戻す機能を持っているというわけです。

3つの神経系の働きと生物の進化

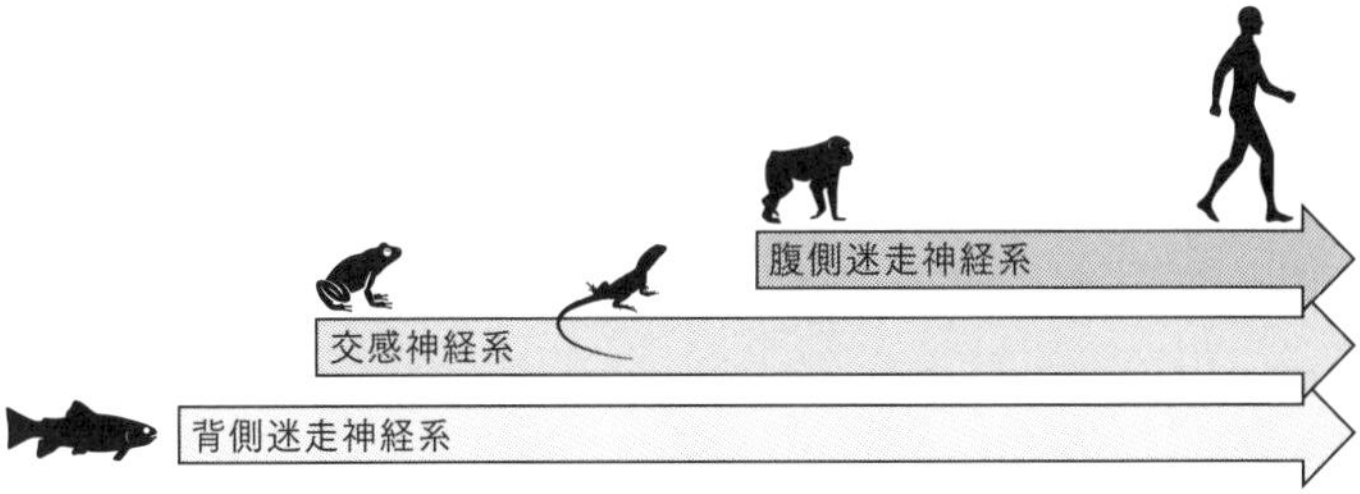

出典：NHK ホームページ「神経生理学で読み解く 性暴力被害の“凍りつき”＜解説＞」を基に作成

しかし、1994年にアメリカの神経生理学者であるポージェス博士が発表したポリヴェーガル理論によれば、副交感神経は一つではなく、「背側迷走神経複合体（DVC）」と「腹側迷走神経複合体（VVC）」に分かれていることが示されました。ポージェス博士はこの理論を、進化生物学と神経学の両方からの観察によって論じています。

ポージェス博士は、3つの神経系の働きを、生物の進化の過程に沿って説明しました。

太古の昔、深海魚のような古い種の魚類が地球に姿を現しました。その魚にできた背側迷走神経系は、消化や吸収、休息をするために働き、危機に直面したら酸素を使わないでなるべくじっとするという特徴があります。じっと息をひそめて、敵をやり過ごすときの反応です。

次に、素早く泳ぐ魚が出てきたところで、交感神経系が発達しました。素早く動いたり、危機に直面したら戦うか逃げるかの反応をしたりする神経系です。

哺乳類が出現したときに腹側迷走神経系が発達しました。親子間や群れのなかで交流するためのもので、声の韻律の調整や、人類においては、豊かな表情を作ることなどでお互いの思いを伝え、安全の合図を出し合い、社会を形成する働きがあります。

ポージェス博士によると、私たちは、お互いの意見の食い違いや、ちょっとした問題が起きたときは、まず腹側迷走神経系を使い、「私は敵ではないですよ」という友好の合図を出して、話し合って物事を解決しようと試みます。それがうまくいかず、危機に陥ったときには、交感神経系が戦うか逃げるかを試みます。そしてそれもうまくいかないと、背側迷走神経系が優位になり、究極の生き残り戦略に入ります。つまり〝凍りつき〟です。

なぜ凍りつきが命を守るのかというと、サバンナで草食動物（インパラなど）が肉食動物（チーターなど）に襲われる場面に例えるのが分かりやすいです。逃げきれず捕食されそうになると、凍りつき反応が起きて呼吸も心拍も、非常に緩徐になります。そうすると傷を負ったとしても出血が少なく済むため、うまく逃げられたときには失血死を免れ、生存の可能性が高まります。

また、肉食獣は動物を噛んだときに筋肉の抵抗があると、食べ物であると認識し捕食本能が刺激されます。しかし、ぐったりしている動物を噛むと、食べ物ではないと認識し、食べるのをやめる可能性があります。さらに、もし捕食されても凍りつき反応が起きていれば、意識を失い、苦しみが少なくなるのです。

このように私たち生物の神経系は、危機に直面したときには素早く切り替わりますが、通常の状態に戻っていくのにはとても時間がかかります。恐ろしい体験をした人は、その直後も恐怖を感じているため、すべての人や状況を怖いと感じ、助けを求めたり人を信じたりすることができません。時には、何カ月も何年も通常でない状態が続くことも当然あり得ます。

最近になって私の診療所にも解離性障害、場面緘黙《かんもく》症、ＰＴＳＤなどの人が来院するようになっています。そこで私が感じたのは、それぞれが孤立した境遇にあるということでした。目の前に絆があってもそれを結ぼうとしない、できない人たちです。

何とかこの人たちとも絆を結んでいけないか――私はそう考え、自律神経の不調に効果がある漢方薬の知識をもっていろいろな提案をしています。

ポージェス博士のポリヴェーガル理論は心理学、医学（特に精神医学）、教育、福祉などさまざまな分野に大きな影響を与えています。まだ手相との関係は明らかになっていませんが、自律神経を介してつながりがある可能性は十分にあります。そのため私自身も、引き続き研究を続けていく必要があると考えています。

おわりに

「ドクターショッピング」という言葉があります。ある病院で診察を受けたけれど診断結果や治療に満足せず、別の病院を訪れ再度診察を受けたもののそれでも納得できず、またほかの病院を受診して……といったように、納得できるまで新しい病院での診察を何度も繰り返す、という意味です。

国民皆保険の制度が整っているおかげで、日本では誰もが自分の年齢や所得に見合った金額で医療サービスを受けることができます。この制度は確かにとても便利ですし、誰もが標準化された、均一の医療を受けられるという点で、非常にありがたいシステムです。

しかしその一方で「もっと良い治療法があるはずだ」という思い込みのもと何十もの病院を渡り歩くなど、時間や労力を無駄にしてしまうリスクをはらんでいるのです。

もし医師が自分の好みで勝手に治療法を選び、さらにその治療法は根拠が薄く有効性も低いものであったとしたら、助かる病気も助かりません。ですから、日本中どこに行っても同じ治療が受けられるように、このようなガイドラインが各診療科や病気によって決められているのはある意味当然のことです。

しかし私は、こうした標準的な治療だけですべての患者を救うことは不可能であると考えています。確かに標準的な医療は80％の患者には有効だと思います。しかし残念ながら、残りの20％、どうしても治すことができない患者が出てきてしまうのです。これは長きにわたり臨床の現場に立ってきた私の実感として、どうしても拭い去ることのできない現実なのです。降圧剤を3種類飲んでいるのにいっこうに下がらない血圧、睡眠薬や抗不安薬を4種類飲んでいるのに眠れない毎日、いくら昇圧剤を飲んでも起きられない日々。標準的な治療に反応しない人が現実にいるのです。

それでは、その20％の人たちのために何ができるかといえば、私は標準的な医療に失敗したなら「標準的ではない医療」に変更すべきだ、と考えています。「標準的ではない医療」とは、言い換えれば「代替医療」といわれるものです。

本書で紹介してきた東洋医学や漢方薬もその一つです。

実際に代替医療を行うことで、病状が快方に向かう患者もいます。しかしそれでもなお、治らない人もいます。これも臨床の現場に従事してきた私の感覚に基づいたものですが、代替医療でもやはり20％ほどの患者は病気が治りません。いわゆる標準的な漢方薬治療を行ったとして、80％の患者は一定の効果が出ますが残りの20％の人には効果が実感できないのです。

つまり１００人の患者がいたとすれば、20％の中のさらに20％である４人が、標準治療でも標準的な漢方薬でも治らないということになります。この「１００人中の４人」にあたる人たちが、ドクターショッピングを繰り返してしまうのだと思います。

そして私は、こうした人たちを受け入れ、治すことができる医師でありたい、と常々考えているのです。

私がなかなか病気を治すことができない人たちに向けて治療をしたいと考えるのは、私自身が球脊髄性筋萎縮症《きゅうせきずいせいきんいしゅくしょう》という難病に苦しめられてきた経験があるからかもしれません。神経細胞を侵すこの病気を発症しているのだと私が知ったのは、医科大学を卒業し、久留米大学病院の産婦人科で研修に励んでいるときでした。医師であった父と同じ職業に就き、これから多くの人の助けになりたいと、意気揚々と仕事に取り組んでいた頃のことです。

難病を背負うことになるのかと打ちひしがれながらも、なんとか自らを奮い立たせて研修に励みました。手相に興味をもつようになったのも、ちょうどこの頃のことです。

その後は生命保険会社で診査医として勤務する傍ら学位を取得し、１９９９年に父の診療所を承継して開業するに至りました。しかし、さらに不運が重なります。60歳直前で両足を骨折し、車椅子の生活を余儀なくされてしまったのです。

車椅子生活になったはじめの頃は、もう医師という職業を諦めなければならないのではないかと塞ぎ込んでいました。しかし、しばらくすると吹っ切れたような心境になり、次第にポジティブな考えが湧いてくるようになりました。

「いつまでも落ち込んでいたって仕方がない。ほかの人にはできないこと――自分のように病気に苦しんでいる人たちのための治療をしよう」……そんな決心を胸に、漢方と手相を活かした治療の道を進んできたのです。

何か困難に襲われたとき、「もう、できない。自分には無理」と諦めるか。

それとも、「ほかの人にはまねできない、自分にしかできないことがあるはずだ」と、どこかに希望を探すのか。

こうした考えの違いは、人生を歩むうえで重要です。

幸いにも、私には東洋医学の知恵と知識がありました。そして、「漢方診療に精神分析や手相を取り入れることで、従来の西洋医学や東洋医学を取り入れた、今までと違う視点で患者を診察できる」という自分の強みに気づきました。

標準的な医療では救われない、「医療難民」と呼ばれる人たちを救いたい。

そうした考えに至ったとき、私が病気にかかり、さらに車椅子生活となったのには何か意味があり、この仕事が私に与えられた使命なのではないかと思うようになりました。

人間、生きていればうまくいくこともあれば、いかないこともあります。ツキに見放され、不運が付きまとうこともあります。そんなときほど体調も悪くなり、「世界で自分だけが不幸だ」と思い込んでしまいがちです。

しかし、悪いことだけにとらわれてしまうと、良いことに気づかず、悪いことばかりが起きているように感じてしまうものです。「人間万事塞翁が馬」という故事のとおり、良いことが悪いことのきっかけになり、悪いことが良いことを引き起こすのだと思います。

人生では良いことも悪いことも半分ずつ起きているから、悪いことが起きれば、その次はきっと良いことが起きるのだと信じるのです。

もし悪いことばかりが起きているのではないかと苦しんでいる人がいれば、騙されたと思って自分の手のひらを見てほしいと思います。

手相にはこれまで自分が歩んできた道や持って生まれた性格、知らない間に根付いている思考の癖、親から受け継いだ体質……さまざまな情報がぎっしりと詰まっています。それらを一つひとつ読み解き、関連させて考えることで、より良い人生を生きるためのヒントを得ることができます。人生を旅路に例えるなら、手相はまさに旅路を行くために見る地図のようなものです。性格の特性や気をつけたい疾患、繰り返しやすい悪習などをあらかじめ理解しておけば、知らない場所でどうすればよいか分からず立ち尽くしたり、袋小路から抜けられなくなったりすることもありません。

私は幸福であるためなら、西洋医学だけでなく、手相でも漢方でも、「使えるものはなんでも活用してやろう」と考えています。人によっては「節操がない」とか、「ついに幾嶋は悪魔にたましいを売ったか」とか、挙げ句の果てに「マッドサイエンティスト」などと揶揄《やゆ》されるかもしれませんが、そもそも生きるということは本来がむしゃらで貪欲なものなのです。節操などというプライドのようなものに構っている余裕はないのだと、自分の体験を踏まえてそう言い切ることができます。

数千年の歴史が育んできた手相や漢方が、どれだけ標準的な医療を繰り返しても良くならなかった人にとって「最後の砦」になり、豊かな人生を生きるための道標となることを願いつつ、筆をおこうと思います。

末筆ながら、最後までお読みいただいた読者のみなさまに深く御礼を申し上げます。ありがとうございました。

２０２３年12月吉日　幾嶋泰郎

【著者プロフィール】

幾嶋泰郎（いくしま やすろう）

1955年生まれ。1980年川崎医科大学卒業。母校の外科で2年間の研修を経て、福岡大学病院産婦人科で研修。久留米大学病院産婦人科で球脊髄性筋萎縮症が発覚。第一生命保険会社で診査医をしながら学位を取得。1999年、父の診療所を承継し福岡県柳川市で無床診療所「医療法人 いくしま医院」を開業。現在理事長。デイサービス、グループホーム、小規模多機能施設、住宅型有料老人ホームを、スタッフに支えられながら運営。開業後に漢方に目覚め、柳川漢方研究会（現在、漢方やながわ宿〈やど〉）を立ち上げ、初心者の育成と自身の研鑽に努めている。福岡医師漢方研究会所属。趣味は風水と手相。60歳直前で両足を骨折して以降は車椅子生活を余儀なくされるものの、進行する病気とも闘いながら診療を続けている。

【所属学会】

日本東洋医学会

日本婦人科腫瘍学会

日本産婦人科学会

日本更年期医学会

本書についての
ご意見・ご感想はコチラ

手相と漢方

2024年1月31日　第1刷発行

著　者　　幾嶋泰郎
発行人　　久保田貴幸

発行元　　株式会社 幻冬舎メディアコンサルティング
〒151-0051　東京都渋谷区千駄ヶ谷4-9-7
電話　03-5411-6440（編集）

発売元　　株式会社 幻冬舎
〒151-0051　東京都渋谷区千駄ヶ谷4-9-7
電話　03-5411-6222（営業）

印刷・製本　中央精版印刷株式会社
装　丁　　村上次郎

検印廃止

Printed in Japan
ISBN 978-4-344-94757-3 C0047
幻冬舎メディアコンサルティングＨＰ
https://www.gentosha-mc.com/